Ganzheitliches Training für die Augen

Ingrid Kollak

Ganzheitliches Training für die Augen

Übungen zur Entspannung und Regeneration

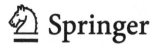 Springer

Ingrid Kollak
Berlin, Deutschland

ISBN 978-3-662-68433-7   ISBN 978-3-662-68434-4   (eBook)
https://doi.org/10.1007/978-3-662-68434-4

Die Deutsche Nationalbibliothek verzeichnet diese Publikation in der Deutschen Nationalbibliografie; detaillierte bibliografische Daten sind im Internet über ► http://dnb.d-nb.de abrufbar.

Planung/Lektorat: Susanne Sobich
Springer ist ein Imprint der eingetragenen Gesellschaft Springer-Verlag GmbH, DE und ist ein Teil von Springer Nature.
Die Anschrift der Gesellschaft ist: Heidelberger Platz 3, 14197 Berlin, Germany

Das Papier dieses Produkts ist recyclebar.

Vorwort

In diesem Buch werden vielfältige Augenübungen und deren Variationen gezeigt, die ein möglichst langes, klares, umfassendes und schmerzfreies Sehen sowie die Regenerationsfähigkeit der Augen fördern.

Um diese Ziele zu erreichen, sprechen die Übungen die Augengesundheit als Teil der gesamten Gesundheitsvorsorge an und beachten den übenden Menschen mit seinen Verhaltensweisen und im Rahmen seiner Verhältnisse.

Die vorgestellten Übungen stammen aus der Augenheilkunde sowie aus anerkannten komplementären und alternativen Verfahren zur Stärkung der Sehkraft und der ganzheitlichen Vorsorge. Die hier vorgestellten Sehübungen ermöglichen Menschen mit verschiedenartigen Problemen und unterschiedlichen Übungserfahrungen, neue Übungen kennenzulernen oder ihre Übungspraxis weiterzuentwickeln.

Das Buch richtet sich an Professionelle der Ophthalmologie, Ergotherapie und Physiotherapie, Mototherapie und Motopädie und an Lehrende von Entspannungsverfahren, wie Yoga, Qi Gong, Tai Chi, Progressive Muskelrelaxation, Autogenes Training. Die ausführlich dargestellten Übungen sind auch zum eigenständigen Lernen geeignet. Dabei ist es hilfreich, wenn ein auf die Bedürfnisse abgestimmtes Programm entwickelt und unter Anleitung eingeübt wird. Ebenso können die hier vorgestellten Übungen zu einem festen Bestandteil von Gesundheits- und Präventionskursen werden.

Ingrid Kollak
Berlin
im Dezember 2023

Danksagung

Mein ganz großer Dank geht an Elke und Stefan. Sie haben durch ihren körperlichen Einsatz alle Übungen anschaulich gemacht. Mein herzlicher Dank geht an Arnd, der für die Alltagsfotos gemodelt hat sowie an die Großmutter und Eltern von Konrad und Anton für das schöne Foto der spielenden Kinder. Nicht zuletzt bedanke ich mich für die gute Betreuung durch die Lektorin Susanne Sobich.

Ingrid Kollak

Inhaltsverzeichnis

1	**Was heißt Augengesundheit?**	1
1.1	Klares Sehen	3
1.2	Alles sehen	3
1.3	Schmerzfrei sehen	4
1.4	Regenerieren können	5
	Literatur	6
2	**Welche Gefährdungen der Augengesundheit gibt es?**	7
2.1	Symptome und Ursachen aktueller Augenprobleme (Computer Vision Syndrom)	8
2.2	Zunehmend mehr Kinder mit Augenproblemen	9
2.3	Spezifische Augenprobleme	10
	Literatur	10
3	**Wie wirken die vorgestellten Übungen und wie ist ihre Wirkung wahrnehmbar?**	11
3.1	Direkte und indirekte Wirkungen	12
3.2	Wahrnehmungsebenen	14
3.3	Interozeption	14
3.4	Selbsttests zum Zusammenhang von Körper- und Augenspannung	16
	Literatur	17
4	**Welche Arten von Übungen gibt es in diesem Buch und woher stammen sie?**	19
4.1	Bewegungsübungen	21
4.2	Atemübungen	21
4.3	Konzentrations-/Meditationsübungen	22
4.4	Anwendbarkeit der unterschiedlichen Übungsarten	22
	Literatur	23
5	**Warum ganzheitliche Augenübungen?**	25
5.1	Die Augengesundheit ist Teil der Gesundheit	26
5.2	Sehübungen und gesundheitsförderliche Aktivitäten	27
5.3	Augenbelastungen und Augenübungen im sozialen Kontext	28
	Literatur	29
6	**Stand der Forschung zu einigen Augenübungen**	31
6.1	Aktuelle Untersuchungen von Augenübungen am Beispiel der 20-20-Regel	32
6.2	Aktuelle Untersuchungen von Übungsreihen	33
	Literatur	35

7	**Lösungsorientierung**.	37
7.1	Die Macht der Gewohnheit	38
7.2	Umfeldorientierung als Teil der Klientenorientierung	39
7.3	Lösungsorientiert üben	40
7.4	Erreichbare Ziele formulieren.	41
	Literatur	41
8	**Praxistipps zum Üben**.	43
8.1	Allgemeine Hinweise zum Üben	44
8.2	Ein individuelles Übungsprogramm entwickeln.	45
8.3	Regelmäßiges Üben fördern.	46
8.4	Das Übungsjournal.	46
8.5	Hilfsmittel	47
8.6	Übungsorte und Übungszeiten	48
	Literatur	48
9	**Augenübungen im Sitzen**.	49
9.1	Übung 1: Kleine Geste – Augen-Schulter-Arm-Aktivierung	50
9.2	Übung 2: Zurücklehnen – Körper strecken, fern und nah sehen.	52
9.3	Übung 3: Kopf rotieren – Kopf drehen und über die Schulter sehen.	54
9.4	Übung 4: Kopf beugen – Kopf zur Seite beugen und in Gegenrichtung sehen	56
9.5	Übung 5: Kopf zurückneigen – Kopf nach hinten neigen und in die Ferne sehen.	57
9.6	Übung 6: Liegende Acht – Entlang der Gesichtsränder sehen.	58
9.7	Übung 7: Blickwechsel – Fern und nah sehen	61
9.8	Übung 8: Die 20–20-Regel – Alle 20 min 20 s pausieren und in die Ferne sehen.	62
9.9	Übung 9: Kurze Entspannung – Augen palmieren und blinzeln	63
9.10	Übung 10: Schildkröte – Oberkörper, Kopf und Arme nach vorn beugen.	65
	Literatur	66
10	**Augenübungen im Stehen**.	67
10.1	Übung 1: Elefant – Die Arme schwingen und hinterhersehen.	68
10.2	Übung 2: Seitenblick – Die Bewegung des Daumens mit den Augen verfolgen	70
10.3	Übung 3: Fernglas – In die Ferne sehen	72
10.4	Übung 4: Oberkörperrotation – Drehen und sehen.	73
10.5	Übung 5: Rotation mit Vorbeuge – Bewegungs- und Blickkoordination mit Schulung der Balance	75
10.6	Übung 6: Dreieck – In Seitbeuge fern und nah sehen.	80
10.7	Übung 7: Seitbeuge – Rumpf zur Seite neigen und die Blickrichtung ändern.	83
10.8	Übung 8: Sternengucker – In Schrittstellung fern und nah sehen	85

10.9   Übung 9: Kämpferin – Knie beugen, Arme strecken und fern und nah
sehen 88
Literatur 90

11   **Augenübungen mit Konzentration auf die Atmung**................... 91
11.1   Übung 1: Hin und her schauen – Im Atemrhythmus nach links und rechts
sehen 92
11.2   Übung 2: Hoch und runter schauen – Im Atemrhythmus nach oben und
unten sehen 93
11.3   Übung 3: Augen kreisen – Im Atemrhythmus die Augen rollen 95
11.4   Übung 4: Zwinkern – Die Augenpartie anspannen und entspannen 97
11.5   Übung 5: Tigeratmung – Die Wirbelsäule auf- und abrollen mit
Fokuswechsel 98
11.6   Übung 6: Imagination – Die Aufmerksamkeit auf Atmung und Augen
richten.. 100
11.7   Übung 7: Kapalabhati – Beschleunigte Atmung zur
Sauerstoffanreicherung im Blut.. 101
Literatur 103

12   **Meditative Augenübungen**.. 105
12.1   Übung 1: Palme – Balance in Bewegung mit Fokus auf einen Punkt............ 106
12.2   Übung 2: Baum – Konzentrieren, Balance finden und Augen schließen 108
12.3   Übung 3: Krokodil – Entspannung in rotierter Seitenlage mit Blickwechsel 110
12.4   Übung 4: Bodyscan – Aufmerksam durch den Körper wandern 113
12.5   Übung 5: Kaya Kriya – Körperkoordination mit Augenbewegung.............. 116
12.6   Übung 6: Autotransfusion – In Rückenlage Beine und Füße gegen die
Wand lehnen... 118
Literatur 120

Serviceteil
Gesamtverzeichnis der zitierten Literatur...................................... 122
Stichwortverzeichnis... 125

Was heißt Augengesundheit?

Inhaltsverzeichnis

1.1 Klares Sehen – 3

1.2 Alles sehen – 3

1.3 Schmerzfrei sehen – 4

1.4 Regenerieren können – 5

Literatur – 6

© Der/die Autor(en), exklusiv lizenziert an Springer-Verlag GmbH, DE, ein Teil von
Springer Nature 2024
I. Kollak, *Ganzheitliches Training für die Augen*,
https://doi.org/10.1007/978-3-662-68434-4_1

1

Das erste Kapitel gibt Antworten auf folgende Fragen:

- Wie lässt sich Augengesundheit definieren?
- Was heißt gut, umfassend und schmerzfrei sehen?
- Wie kann die Regeneration der Augen gefördert werden?

Augengesundheit kann das Tragen einer individuell angepassten Brille, die Einnahme eines Medikaments, die Einhaltung einer Diät usw. erfordern, um Kurzsichtigkeit auszugleichen, einen grünen Star unter Kontrolle zu bekommen, den Insulinspiegel möglichst ausgeglichen zu halten etc. Diese individuellen Probleme werden durch die im Buch gezeigten Übungen adressiert und ihre Behandlung unterstützt.

Über die individuelle Eben hinaus, verstehen sich die im Buch vorgestellten Augenübungen als Teil der täglichen Selbstsorge. Mit einem regelmäßigen Üben wird das Ziel verfolgt, die Augengesundheit zu unterstützen und zu fördern, damit sie täglich bei der Arbeit und in der Freizeit und möglichst lange erhalten bleibt

Welche Qualitäten die Augengesundheit umfasst, zeigt folgende Grafik (◨ Abb. 1.1)

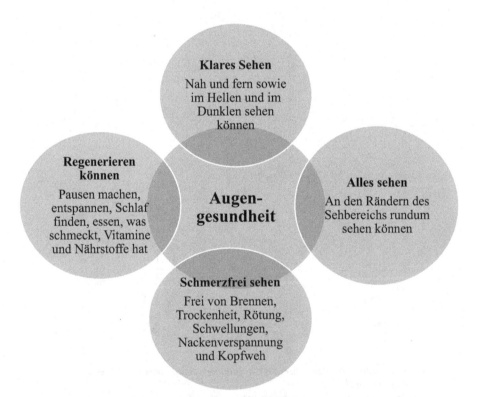

◨ **Abb. 1.1**   Dimensionen der Augengesundheit. (Quelle: Eigene Darstellung)

1.1 Klares Sehen

Nach Auskunft der Weltgesundheitsorganisation nimmt die Kurzsichtigkeit durch Bildschirmarbeit weltweit rasant zu (World Health Organization 2019). Seit der COVID-19-Epidemie und der verstärkten Arbeit, Schule und Lehre im Online-Modus hat sich die Zeit, die Menschen vor dem Bildschirm verbringen, sogar noch weiter erhöht. Da Menschen nicht nur während ihrer Arbeitszeit, sondern auch in ihrer Freizeit auf Bildschirme schauen, wechseln sie zu wenig zwischen dem Sehen im Nah- und im Fernbereich und verbringen zu viel Zeit drinnen. So kann es auf Dauer beim Sehen im Fernbereich zu einer verschwommenen Sicht kommen. Betroffene beschreiben diese Erfahrung so:

» „Ich habe zunächst Schwierigkeiten gehabt, Präsentationen klar zu sehen."
„In einer Mittagspause bin ich auf der Straße fast an meinem Kollegen vorbeigelaufen, weil ich ihn erst im letzten Moment erkannt habe."
„Nächtliche Autofahrten haben mich total angestrengt. Ich habe geblinzelt, Schilder schlecht gesehen und fühlte mich gleichzeitig ständig geblendet."

Durch eine Brille lässt sich eine angeborene Kurzsichtigkeit beheben, ebenso wie eine im Alter zunehmende Kurzsichtigkeit durch eine Brille ausgeglichen werden kann. Einseitige Sehschwächen können durch ein verstärktes Üben mit dem betroffenen Auge adressiert werden. Eine klare Sicht kann darüber hinaus auch durch Übungen, die für einen Wechsel zwischen dem Sehen im Nah- und Fernbereich sorgen, gefördert und länger erhalten werden. Übungen, die diesen Blickwechsel fördern, sind z. B. die 20-20-Regel (▶ Kap. 9, Übung 8), Fernglas (▶ Kap. 10, Übung 3), Rotation in Vorbeuge (▶ Kap. 10, Übung 5).

1.2 Alles sehen

Damit ist gemeint, möglichst einen großen Umgebungsbereich sehen zu können, ohne die Augen oder den Kopf zu bewegen. Auch bei gesunden Augen nimmt die Wahrnehmungsqualität in Bezug auf Schärfe, Farbe, Umriss etc. ab, je weiter seitlich der visuelle Reiz liegt. Allerdings macht es einen Unterschied, ob es sich um einen feststehenden oder einen sich bewegenden Reiz handelt. So können seitlich herannahende Gefahren, wie z. B. ein Elektroscooter oder Fahrrad auf dem Bürgersteig, erkannt werden (Bewegungssehen).

Langes Fokussieren auf Handys, Bildschirme, Arbeit mit den Händen etc. ermüdet die Augen und bringt ihnen wenig Abwechslung. Darunter leidet auch das klare Sehen des Umgebungsbereichs, ohne dass ein echter Gesichtsfelddefekt vorliegt. Um den Verlust des Gesichtsfelds verständlicher zu machen, wird hier die Beschreibung einer mit einem Gesichtsfelddefekt diagnostizierten Person wiedergegeben:

» „Als ich mit dem Auto abbog, habe ich den Fußgänger nicht gesehen. Meine Tochter rief in letzter Sekunde: Stopp! Ich hatte diesen Mann nicht übersehen. Ich hatte

1

ihn tatsächlich nicht gesehen. Danach war mir klar, dass sich an meinem normalen Sehen etwas verändert hatte."

Die Fähigkeit, möglichst viel in der Umgebung klar sehen zu können, lässt sich durch Übungen fördern. Beim Üben kann ein Auge in besonderem Maße trainiert werden, wenn kein ausgeglichenes binokulares Sehen gegeben ist. Auch dann, wenn bereits ein Gesichtsfelddefekt vorliegt, werden Augenübungen, die das Sehen in einem größeren Umgebungsbereich fördern, empfohlen, um den bestehenden Zustand zu stabilisieren.

Augenübungen, die ein möglichst klares, peripheres Sehen fördern, sind solche, bei denen die Augen kreisen und Objekte am Rand des Gesichtsfeldes fokussieren, wie z. B. bei den Übungen Liegende Acht (▶ Kap. 9, Übung 6), Seitenblick (▶ Kap. 10, Übung 2), Oberkörperrotation (▶ Kap. 10, Übung 4).

1.3 Schmerzfrei sehen

Trockene, gerötete und brennende Augen sowie geschwollene Lidränder werden am häufigsten durch Allergien, Bildschirmarbeit und fehlenden Schlaf ausgelöst. Es folgen einige Beschreibungen dieser Augenprobleme:

» „Meine Augen jucken manchmal so stark, dass ich mich richtig zusammenreißen muss, damit ich nicht richtig fest mit den Händen die Augen reibe."
„Wenn ich den ganzen Tag am Bildschirm gearbeitet habe, spüre ich einen starken Druck auf den Augen oder habe ein Gefühl, als hätte ich Sand in die Augen bekommen."
„Man sieht meinen Augenlidern sofort an, wie lange ich mal wieder in die Glotze geschaut habe und ob ich genug Schlaf hatte."

Wird eine Augenrötung oder ein Juckreiz durch eine Allergie ausgelöst, helfen Augenwaschungen mit warmem Wasser oder auch mit kühlenden Thermalsprays. Massagen mit sauberen Händen, kühlende Gels, aber auch Kompressen helfen gegen geschwollene Lider. Was die Zufuhr von Kälte oder Wärme bei entzündeten Augen betrifft, so verhält es sich wie bei einer Halsentzündung: Theoretisch hilft Kälte am besten, aber trotzdem bevorzugen Menschen oft Wärme, weil sie entspannt und die Durchblutung fördert. Da ist es am besten, Kälte- und Wärmeanwendungen auszuprobieren und auf die Körperreaktionen zu achten.

Regelmäßig Wasser zu trinken, ist auch zur Gesunderhaltung der Augen gut. Zum Kaffee ein Glas Wasser zu trinken, ist in einigen Ländern und Cafés selbstverständlich. Diese nützliche Tradition lässt sich in der eigenen Umgebung fortsetzen. Tees sind ebenso geeignet, dem Körper regelmäßig Flüssigkeit zuzuführen. Limos und Säfte sind besser durch Wasser mit Zitrone oder anderen Obststücken, Minze etc. zu ersetzen.

Die Hilfen dieses Buchs beziehen sich v. a. auf Bewegungsübungen sowie Atem- und Konzentrations-/Meditationsübungen, die die Augen entspannen, befeuchten und für abwechselndes Sehen im Nah- und Fernbereich sorgen, wie z. B. Augen kreisen bei geschlossenen Lidern (▶ Kap. 11, Übung 3), Zwinkern (▶ Kap. 11, Übung 4), Kleine Geste (▶ Kap. 9, Übung 1).

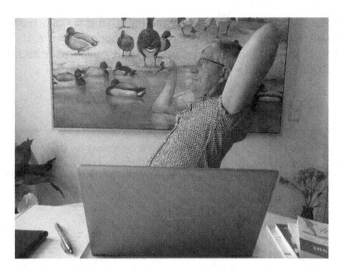

Zurücklehnen (vgl. ► Kap. 9, Übung 2)

1.4 Regenerieren können

Eine Belastung der Augen lässt sich nicht immer vermeiden. Eine dauerhafte Anspannung der Augen macht sich aber körperlich und seelisch bemerkbar – und
anders herum. In stressigen Situationen zucken die Augenlider, die Augenpartie
ist verspannt, es kommt zu Kopfschmerzen, Schwindel und unscharfem Sehen.

Redewendungen vom Schwarzsehen, ein Auge zudrücken, mit offenen Augen
schlafen oder von den Augen als Spiegel der Seele verweisen auf einen Zusammenhang zwischen Psyche und Sehen. Wie sich dauerhafte Überlastung, mangel-
nde Ruhe und Schlaf sowie ein Gefühl, sich beobachtet zu fühlen, auf die Augen
auswirken können, kommt in den folgenden Interviewpassagen zum Ausdruck.

Im Zusammenhang von Sehstörungen und psychischer Belastung sind Au-
genübungen als Linderung eines Teils der Symptome zu verstehen. Die in den
Interviewauszügen angesprochenen Probleme erfordern aber grundlegende
Änderungen der Arbeitsorganisation und im Umgang mit Problemen.

» „Wenn ich bis zur Erschöpfung in der Redaktion gearbeitet habe und zuletzt noch
passende Fotos suchte, war mir manchmal regelrecht schwindlig und schlecht."
„Es gab Zeiten, da habe ich mir so viele Sorgen um meine Zukunft gemacht, dass ich
nicht schlafen konnte. Immer wieder gingen mir die gleichen Gedanken durch den
Kopf. Morgens war ich müde, verspannt und konnte gar nicht richtig sehen."
„In der Zeit war ich total angespannt. Ich fürchtete, den Job zu verlieren und meine
Miete und festen Kosten nicht aufbringen zu können. Bei der kleinsten Kleinigkeit
bekam ich Herzrasen. Ich kniff ständig meine Augen zusammen, wie jemand der
skeptisch schaut und auf der Lauer liegt."

In diesem Buch soll v. a. gezeigt werden, wie durch regelmäßige Übungen kurze
Erholungspausen für die Augen und den ganzen Körper geschaffen werden

1

(Kollak 2014) und wie durch Entspannungsübungen ein regenerierender Schlaf unterstützt werden kann. Dazu dienen Übungen, wie z. B. Zurücklehnen (▶ Kap. 9, Übung 2), Kurze Entspannung und Augen palmieren (▶ Kap. 9, Übung 9), Autotransfusion (▶ Kap. 12, Übung 6).

Literatur

Kollak I (2014) Time-out. Übungen zur Selbstsorge und Entspannung für Gesundheitsberufe. Springer, Berlin.
World Health Organization (WHO) World Report of Vision (2019). ▶ https://www.who.int/publications/i/item/9789241516570

Welche Gefährdungen der Augengesundheit gibt es?

Inhaltsverzeichnis

2.1 Symptome und Ursachen aktueller Augenprobleme (Computer Vision Syndrom) – 8

2.2 Zunehmend mehr Kinder mit Augenproblemen – 9

2.3 Spezifische Augenprobleme – 10

Literatur – 10

© Der/die Autor(en), exklusiv lizenziert an Springer-Verlag GmbH, DE, ein Teil von Springer Nature 2024
I. Kollak, *Ganzheitliches Training für die Augen*,
https://doi.org/10.1007/978-3-662-68434-4_2

2

Das zweite Kapitel gibt Antworten auf folgende Fragen:
- Welche Auswirkungen hat die Bildschirmarbeit?
- Welche Symptome werden für Augenprobleme durch Bildschirmarbeit beschrieben?
- Sind Ursachen für diese Augenprobleme bekannt?
- Was ist mit spezifischen Augenproblemen?

In Fachartikeln über neue Untersuchungen zur gegenwärtigen Augengesundheit wird die schädigende Wirkung der Bildschirmarbeit übereinstimmend als hoch bis sehr hoch eingeschätzt. Die Beanspruchung der Augen durch die Arbeit am Bildschirm ist ein weit verbreitetes Phänomen und wird mittlerweile unter einen eigenen Begriff gefasst und als eigenständiges Problem erforscht. Sehstörungen durch Bildschirmarbeit werden als „computer vision syndrome" oder „digital eye strain" bezeichnet und gelistet.

2.1 Symptome und Ursachen aktueller Augenprobleme (Computer Vision Syndrom)

Unter den Suchbegriffen „CVS" (computer vision syndrome) und „DES" (digital eye strain) lassen sich aktuelle Studien zur Belastung durch Bildschirmarbeit finden. Sie führen folgende, am häufigsten zu beobachtende Symptome der Augenbelastung auf:

Symptome
- Verschwommenes Sehen
- Schwierigkeiten beim Fokussieren
- Augenreizung und Augenbrennen
- Trockene Augen
- Visuelle Ermüdung
- Kopfschmerzen und
- Erhöhte Lichtempfindlichkeit (Auffret et al. 2021)

Welche Faktoren die Bildschirmarbeit so anstrengend machen, untersuchte eine andere Forschungsgruppe in Form eines Reviews aktueller Studien. In einem Artikel dazu werden die am häufigsten genannten Ursachen für Augenprobleme bei der Bildschirmarbeit aufgelistet (Coles-Brennan et al. 2019):

Ursachen
- Unbehandelte Fehlsichtigkeit
- Eingeschränktes Binokularsehen
- Vermindertes Augenblinzeln

- Langes Arbeiten bei intensivem (Blau)Licht
- Falscher Abstand zum Computerbildschirm
- Zu kleine Schriftgrößen

Behandlungsmethoden, die speziell bei hoher Beanspruchung der Augen durch die Arbeit am Bildschirm eingesetzt wurden, konnten sich bislang nicht bewähren. So lautet zumindest das Ergebnis eines Forschungsteams, das in einem Review die Untersuchungsergebnisse über Methoden, wie z. B. Einsatz von Multifokallinsen, Blaublocker-Brille, Beerenextrakte, orale Omega-3-Gabe zusammengefasst hat. „Wir haben für keine der analysierten Therapien hohe Evidenz identifiziert. Gering war die Evidenz bei der oralen Omega-3-Supplementierung, um Symptome des trockenen Auges zu reduzieren" (Singh et al. 2022).

2.2 Zunehmend mehr Kinder mit Augenproblemen

Seit der Corona-Pandemie gibt es auch eine auffallend höhere Anzahl von Untersuchungen zur Augengesundheit von Kindern. Sie hatten in dieser Zeit Online-Unterricht und saßen häufig noch länger vor dem Bildschirm, als beim durchschnittlich üblichen Fernsehen und Spielen am Computer. Eine Autorengruppe konnte in ihrer „Mini-Meta-Analyse" aktueller Untersuchungen im United Kingdom und in Indien ein erhöhtes Aufkommen von Augenproblemen bei Kindern nachweisen. Sie warnen vor einer verdeckten Pandemie und raten dazu, Augenärztinnen und -ärzte aus Städten und Gemeinden, die Gesundheitsämter sowie Lehrerinnen und Erzieher in die Prävention von Augenprobleme bei Kindern mit einzubeziehen. Abweichend von der im letzten Abschnitt genannten Studie schätzen sie Filter gegen Blaulicht positiver ein (Bhattacharya et al. 2022).

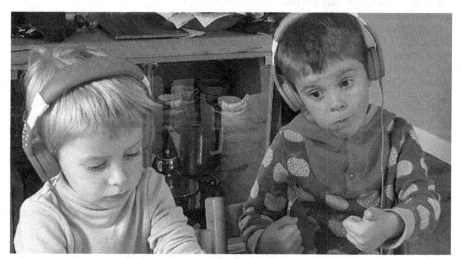

02 Kinder spielen mit einem Tablet -PC

2

2.3 Spezifische Augenprobleme

In diesem Buch geht es um Augengesundheit, um Vorsorge, Entspannung und Erholung für die Augen. Es werden aber auch Übungen vermittelt, die Augenprobleme in Ausnahmesituationen ansprechen, wie z. B. eingeschränkte Sehfähigkeit während der Chemotherapie. Teilnehmerinnen unserer Studie zu den Wirkungen von Yoga auf Frauen nach Brustkrebsoperation beklagten übereinstimmend, dass sie während der Chemotherapie teilweise nur verschwommen sehen konnten. Augenübungen waren darum ein fester Bestandteil des Bewegungs- und Entspannungsprogramms, das über eineinhalb Jahre angeboten wurde und an dem über hundert Frauen teilnahmen. Sie gaben Rückmeldungen zu den Wirkungen der Übungen per Fragebogen und im Rahmen von Interviews (Kollak 2021). Die Auswertungen dieser Daten erbrachten Ergebnisse, die genauer die Wirkungen der einzelnen Übungen – inklusive der Augenübungen – beschrieben und die Bedingungen für ein erfolgreiches Üben benannten. Diese Ergebnisse haben die Auswahl der hier versammelten Übungen mitbestimmt und sind in die Beschreibungen der Abläufe eingeflossen.

Literatur

Auffret É, Gomart G, Bourcier T, Gaucher D, Speeg-Schatz C, Sauer A (2021) Perturbations oculaires secondaires à l'utilisation de supports numériques. Symptômes, prévalence, physiopathologie et prise en charge [Digital eye strain. Symptoms, prevalence, pathophysiology, and management]. J Fr Ophtalmol. 2021 Dec;44(10):1605–1610. French. ► https://doi.org/10.1016/j.jfo.2020.10.002. Epub 2021 Oct 15. PMID: 34657757

Bhattacharya S, Heidler P, Saleem SM, Marzo RR (2022) Let There Be Light-Digital Eye Strain (DES) in Children as a Shadow Pandemic in the Era of COVID-19: A Mini Review. Front Public Health. 2022 Aug 11;10:945082. ► https://doi.org/10.3389/fpubh.2022.945082. PMID: 36033797; PMCID: PMC9403324. Der vollständige Artikel steht kostenlos zur Verfügung unter dem Link: ► https://www.ncbi.nlm.nih.gov/pmc/articles/PMC9403324/

Coles-Brennan C, Sulley A, Young G (2019Jan) Management of digital eye strain. Clin Exp Optom 102(1):18–29. ► https://doi.org/10.1111/cxo.12798. Epub 2018 May 23 PMID: 29797453

Kollak I (2021) Yoga bei Brustkrebs. Spezielle Übungen für Gesundheit und Rehabilitation. Berlin, Heidelberg (Springer). Kap 2:17–29

Singh S, McGuinness MB, Anderson AJ, Downie LE (2022Oct) Interventions for the Management of Computer Vision Syndrome: A Systematic Review and Meta-analysis. Ophthalmology 129(10):1192–1215. ► https://doi.org/10.1016/j.ophtha.2022.05.009. Epub 2022 May 18 PMID: 35597519

Wie wirken die vorgestellten Übungen und wie ist ihre Wirkung wahrnehmbar?

Inhaltsverzeichnis

3.1   Direkte und indirekte Wirkungen – 12

3.2   Wahrnehmungsebenen – 14

3.3   Interozeption – 14

3.4   Selbsttests zum Zusammenhang von Körper-
        und Augenspannung – 16

        Literatur – 17

© Der/die Autor(en), exklusiv lizenziert an Springer-Verlag GmbH, DE, ein Teil von
Springer Nature 2024
I. Kollak, *Ganzheitliches Training für die Augen*,
https://doi.org/10.1007/978-3-662-68434-4_3

Das dritte Kapitel gibt Antworten auf folgende Fragen:
- Was sind direkte und indirekte Wirkungen von Übungen?
- Auf welchen Ebenen können Wirkungen wahrgenommen werden?
- Was heißt Interozeption?
- Wie funktionieren Selbsttests, die den Zusammenhang von Augen- und Körperanspannung erfahrbar machen?

3.1 Direkte und indirekte Wirkungen

Wie sich Symptome und Erkrankungen durchs Üben direkt ansprechen lassen, das veranschaulichen Übungen, wie z. B. Kopf rotieren (▶ Kap. 9, Übung 3) und Kopf beugen (▶ Kap. 9, Übung 4). Die Rotation der Halswirbel ist direkt mit einem Blickwechsel koordiniert. Sinn der Übung ist, die Augenmuskulatur im Zusammenspiel mit der Mobilisierung der Hals- und Schultergelenke und der Erhöhung der Dehnfähigkeit von Hals-, Schulter- und Armmuskeln zu trainieren. Belastungen der Augen durch Bildschirmarbeit lassen sich direkt durch Übungen ausgleichen, bei denen regelmäßig zwischen dem Sehen im Nahbereich und in der Ferne gewechselt wird, wie z. B. Blickwechsel (▶ Kap. 9, Übung 7) oder Sternengucker (▶ Kap. 10, Übung 8). Angestrengte, trockene oder gerötete Augen finden durch Übungen Entspannung, wie z. B. bei der Kurzen Entspannung (▶ Kap. 9, Übung 9), bei der die Augen palmiert (durch die Hände abgedunkelt) werden und die Lider im Anschluss im schnellen und dann langsam werdenden Takt geöffnet und geschlossen werden. Die Augen zusammen mit dem ganzen Körper können ebenso direkt entspannt werden bei der Übung des Zurücklehnens (▶ Kap. 9, Übung 2), wenn der Körper gestreckt, der Kopf rückwärts gebeugt und der Blick in die Ferne gerichtet wird.

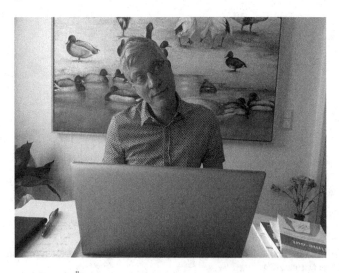

Kopf beugen (vgl. ▶ Kap. 9, Übung 4)

Augenübungen wirken aber auch indirekt. So können Balanceübungen, wie z. B. Palme und Baum (► Kap. 12, Übungen 1 und 2), für Augen und Psyche entspannend wirken, wenn muskuläre Anspannungen und Bewegungen ganz auf die Balance ausgerichtet sind und sorgenvolle Gedanken unterbrochen werden. Durch eine bewusste Atmung, wie z. B. bei der Übung Kapalabhati (► Kap. 11, Übung 7), werden eine Sauerstoffanreicherung im Blut und eine körperliche und geistige Belebung hervorgerufen, die indirekt der Augengesundheit nutzen. Indirekt auf die Augen wirkt auch die Übung der Imagination (► Kap. 11, Übung 6), bei der eine Entspannung der Muskeln einsetzt, die zur Erweiterung der Gefäße führt und den Blutdruck senkt. Meditative Übungen, die bei geschlossenen Augen die bewusste Körperwahrnehmung fördern, indem sie die Aufmerksamkeit auf die Augen sowie auf einzelne Körperpartien lenken, verdeutlichen und verfestigen den Kontakt zwischen dem Gehirn und den angesteuerten Körperregionen und Organen. Zu diesen Übungen zählen z. B. Kaya Kriya und Bodyscan (► Kap. 12, Übungen 5 und 4). Beim Üben werden die Augen bewusst mit einbezogen und gefragt, welche Gedanken und Gefühle entstehen, wenn die Aufmerksamkeit auf die Augen gelenkt wird.

Die beschriebenen direkten und indirekten Wirkungen der Übungen sind bewusst erfahrbar, wenn beim Üben Zeit für die Wahrnehmung gelassen wird. Bei den Übungsbeschreibungen sind darum auf der Hälfte mancher Übungen und immer am Ende jeder Übung Zeiten zum Nachspüren angegeben. Die Übungen von Beginn an mit den angegebenen Wahrnehmungspausen zu erlernen, ermöglicht nicht nur ein wirksameres Üben, sondern schult auch die Körperwahrnehmung.

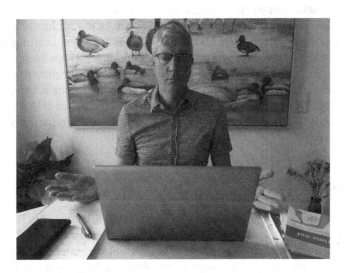

Imagination (vgl. ► Kap. 11, Übung 6)

❯ Durch ein bewusstes Wahrnehmen der Wirkungen auf möglichst vielen Ebenen wird deutlich, welche Übungen in besonderem Maß geeignet sind, das körperliche, geistige und psychische Wohlergehen zu unterstützen. Diese bewusste Wahrnehmung wird im Laufe der Übungspraxis auf den Alltag übertragbar. Mit zunehmender Übungserfahrung werden Fehlhaltungen schneller bemerkt und korrigiert, Verspannungen gelockert und negative Gedanken und belastende Gefühle abgelenkt oder verarbeitet.

3

3.2 Wahrnehmungsebenen

Über die Körperarbeit wird der Einstieg zu einem besseren Verständnis des eigenen Wohlergehens vermittelt. Die unterschiedlichen Wahrnehmungsebenen ausdifferenzierter und bewusster zu erleben, ist ein wichtiges Ziel des Übens. Dabei geht es zuerst um die Wahrnehmung der Beweglichkeit in den Gelenken und der Elastizität von Muskeln, Sehnen und Faszien. Wie die Atmung die Beweglichkeit erleichtert, Dehnungen ermöglicht und dabei beleben oder aber auch den Blutdruck senken kann und welche Auswirkungen das auf das Sehen und das allgemeine Wohlergehen hat, folgt als Übungserfahrung. Über eine bewusste Atmung, die körperliche Anspannung und Entspannung beeinflussen zu können, befähigt eine Person, auch auf ihr Denken und ihr psychisches Wohlergehen Einfluss zu nehmen. Diese unterschiedlichen Erfahrungsebenen zu erkennen und beeinflussen zu können, um sie auch zur Erhaltung der Augengesundheit zu nutzen, ist auf längere Sicht wichtiges Ziel des Übens.

Die hier beschriebenen Wirkungen auf unterschiedlichen Wahrnehmungsebenen sind nicht immer gleich gut erlebbar. So, wie es unterschiedlich gute Tage gibt, so gibt es auch unterschiedlich gute Zeiten für Übungserfahrungen. Ein individuell passendes Übungsprogramm und regelmäßiges Üben bieten aber gute Voraussetzungen, um die Wirkungen der Übungen wahrzunehmen und herbeizuführen. Diese Fähigkeit wird durch die Vielzahl von Übungen begünstigt und durch die Angebote von Variationen gefördert. Die Variationen erlauben es, Menschen unterschiedlicher Altersgruppen und individueller Fitness spezifische Anliegen anzusprechen.

3.3 Interozeption

Wie sich Interozeption allgemeinverständlich erklären lässt, war die Frage bei der ersten Zusammenkunft von Neurologen und Psychologen zu diesem Phänomen. Die im Rahmen dieser Konferenz entstandene Definition lautet wie folgt: „Interozeption bezieht sich auf den Prozess, durch den das Nervensystem Signale aus dem Körperinneren wahrnimmt, interpretiert und integriert und so eine augenblickliche Kartierung der inneren Landschaft des Körpers auf bewussten und unbewussten Ebenen ermöglicht. Die interozeptive Signalübertragung gilt als Teilprozess von Reflexen, Trieben, Gefühlen, Antrieben, adaptiven Reaktionen sowie kognitiven und emotionalen Erfahrungen und unterstreicht ihren Beitrag zur Aufrechterhaltung der homöostatischen Funktion, der Körperregulierung und des Überlebens." (Khalsa 2017).

In einem Schaubild lassen sich die unterschiedlichen Systeme, die auf die Interozeption Einfluss nehmen, wie folgt darstellen.

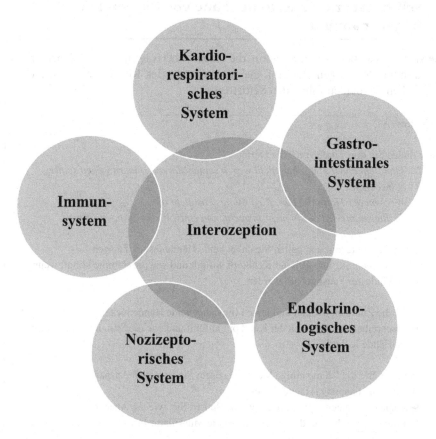

Die physiologischen Systeme – Herz-Kreislauf, Magen-Darm, Hormone, Reizwahrnehmung, Immunität –, die an der Interozeption beteiligt sind

> Im Kontext dieses Buchs interessiert die Interozeption unter dem Aspekt des Nutzens für ein klares, umfassendes und beschwerdefreies Sehen. Körpersignale wahrzunehmen und deren richtige Interpretation zu erlernen, wird als Teil der Übungspraxis verstanden, damit deutlich wird, welche Augenübungen guttun und helfen.

Die im Buch vorgestellten Übungen sprechen die innere und die äußere Augenmuskulatur sowie die sie umgebenden Muskelgruppen an. Anspannung und Entspannung werden mit zunehmender Übungspraxis immer leichter wahrnehmbar, sodass es schneller deutlich wird, ob unnötige Anspannung in den Augen, im

Gesicht, in der Hals- und Schultermuskulatur oder im ganzen Körper das Sehen belastet. Diese Wahrnehmung von Information aus dem eigenen Körper – hier am Beispiel der unnötigen Anspannung – ist Teil der Interozeption.

3.4 Selbsttests zum Zusammenhang von Körper- und Augenspannung

Wie sich die Körperanspannung auf die Augen überträgt und umgekehrt, wie die Anspannung der Augen sich auf die Anspannung des Körpers auswirkt, veranschaulichen die beiden folgenden Selbsttests.

Selbsttest A

Hier finden Sie drei Zitate von Tilla Durieux
1. *Man liebt einen Menschen nicht wegen seiner Stärke, sondern wegen seiner Schwächen.*
2. *Wer von der Hoffnung lebt, wird wenigstens nicht dick.*
3. *Je älter man wird, desto mehr braucht man einen Weißt-du-noch-Freund.*

Lesen Sie die Zitate laut und ballen Sie dabei beide Hände fest zu Fäusten.
  ►Beschreiben Sie, wie sich der Kehlkopf anfühlt und wie die Stimme klingt, wenn beide Hände zur Faust geballt werden.

Lesen Sie die Zitate erneut laut und lassen Sie dabei beide Hände locker.
  ►Beschreiben Sie, wie sich der Kehlkopf anfühlt und wie die Stimme klingt, wenn beide Hände locker sind.

Wiederholen Sie die Übung einige Male. Wechseln Sie zwischen Anspannung (Faust ballen) und Entspannung (Hände locker lassen).
  ►Können Sie einen Unterschied spüren? Spüren Sie, wie die Anspannung der Muskulatur in Hände und Armen sich auf die Muskulatur Ihres Kehlkopfes überträgt?

Selbsttest A (Quelle: Eigene Darstellung)

Der erste Test verdeutlicht, wie die starke Spannung in den Händen und Armen sich weiter im Körper ausbreitet. In Wangen, Lippen, Zunge wird eine zunehmende Anspannung spürbar. In Kehlkopf und Stimmbändern wird die wachsende Spannung hörbar. Im zweiten Test wird deutlich, wie stark sich die Muskulatur im Hals, hinter den Ohren hinunter zum Nacken anspannt, wenn die Augen blinzeln. Das verdeutlicht noch einmal, warum ein gut eingerichteter Arbeitsplatz wichtig ist, der es erlaubt, den Nacken gestreckt zu lassen. Ebenso wird deutlich, wie Körperhaltung und Muskelspannung sowohl die Augen als auch die sie umgebende Muskulatur beeinflussen.

Selbsttest B

Fixieren Sie ein Bild oder einen Gegenstand in Ihrer Umgebung.
Zuerst sehen Sie sich das Bild oder den Gegenstand eine Weile lang genau an und ziehen dabei die Augenbrauen zusammen und verengen die Augen zu einem schmalen Spalt (blinzeln Sie durch den Sehspalt der Augenlider).
  ► Wie fühlen sich Hals- und Nackenmuskeln an, wenn Stirn, Augenbrauen und Augen beim Sehen fest angespannt sind?

Dann sehen Sie sich das Bild oder den Gegenstand eine Weile lang an und entspannen dabei Stirn, Augenbrauen und Augen vollständig.
  ► Wie fühlen sich Hals- und Nackenmuskeln an, wenn Stirn, Augenbrauen und Augen beim Sehen vollständig entspannt sind?

Wiederholen Sie die Übung einige Male. Wechseln Sie zwischen Anspannung und Entspannung von Augenbrauen und Augenpartie.
  ► Können Sie einen Unterschied spüren? Spüren Sie, wie die Augen- und Nackenmuskeln gemeinsam reagieren?

Selbsttest B

Wer zur Erklärung und Veranschaulichung anatomische Details benötigt, findet in Anatomiebüchern weitere Informationen. Ein Anatomieatlas kann den Verlauf der Muskeln, Sehnen, Faszien, Nerven und Gefäße in den Bereichen von Augen, Hals, Schultern veranschaulichen (Tillmann 2016). An dieser Stelle sei auch noch auf eine Zeichnung verwiesen, die den Verlauf der Faszien des Kopf-, Hals- und Schulterbereichs zeigt. Diese Zeichnung lässt sich online ansehen. Sie ist Teil eines Fachartikels über eine Studie, in der untersucht wurde, wie Nackenschmerzen und Augensteuerung durch Massage der Faszien und Yoga positiv beeinflusst werden konnten (Raja et al. 2021).

Literatur

Khalsa SS, Adolphs R, Cameron OG, Critchley HD, Davenport PW, Feinstein JS, Feusner JD, Garfinkel SN, Lane RD, Mehling WE, Meuret AE, Nemeroff CB, Oppenheimer S, Petzschner FH, Pollatos O, Rhudy JL, Schramm LP, Simmons WK, Stein MB, Stephan KE, Van den Bergh O, Van Diest I, von Leupoldt A, Paulus MP (2016) Interoception Summit 2016 participants. Interoception and mental health: A roadmap. Biol Psychiatry Cogn Neurosci Neuroimaging 3(6):501–513. ► https://doi.org/10.1016/j.bpsc.2017.12.004. Epub 2017 Dec 28. PMID: 29884281; PMCID: PMC6054486. ► https://www.ncbi.nlm.nih.gov/pmc/articles/PMC6054486/
Raja GP, Bhat NS, Fernández-de-Las-Peñas C, Gangavelli R, Davis F, Shankar R, Prabhu A (2021) Effectiveness of deep cervical fascial manipulation and yoga postures on pain, function, and oculomotor control in patients with mechanical neck pain: study protocol of a pragmatic, parallel-group, randomized, controlled trial. Trials 22(1):574. ► https://doi.org/10.1186/s13063-021-05533-w.PMID:34454582;PMCID:PMC8399821
Tillmann BN (2016) Atlas der Anatomie des Menschen mit Muskeltabellen. 3. Aufl. Berlin, Heidelberg, Springer. ISBN 978-3-662-49287-1

Welche Arten von Übungen gibt es in diesem Buch und woher stammen sie?

Inhaltsverzeichnis

4.1   Bewegungsübungen – 21

4.2   Atemübungen – 21

4.3   Konzentrations-/Meditationsübungen – 22

4.4   Anwendbarkeit der unterschiedlichen Übungsarten – 22

Literatur – 23

© Der/die Autor(en), exklusiv lizenziert an Springer-Verlag GmbH, DE, ein Teil von Springer Nature 2024
I. Kollak, *Ganzheitliches Training für die Augen*,
https://doi.org/10.1007/978-3-662-68434-4_4

- Was ist das Charakteristische an den hier gezeigten Augenübungen?
- Wie unterscheiden sich die fünf anerkannten Entspannungsverfahren im Hinblick auf ihre Aufmerksamkeit für Bewegung, Atmung, Konzentration und Meditation?
- Wie gezielt lassen sich die unterschiedlichen Übungsarten einsetzen?

Die in diesem Buch gezeigten Übungen sind in der Augenheilkunde bekannt und werden von ihr praktisch genutzt. Sie stammen aus Bewegungs- und Entspannungsverfahren, wie Yoga, Autogenes Training, Progressive Muskelrelaxation sowie Qigong und Thai Chi. Diese Verfahren sind von der gesetzlichen Krankenversicherung anerkannt und werden in unterschiedlichem Maße und abhängig von den zuständigen Personen finanziell gefördert.

Bei den hier gezeigten Augenübungen wird durchgängig Wert auf eine bewusste Atmung und eine bewusste Wahrnehmung von Anspannung und Entspannung gelegt. Dies geschieht, um beim Üben und auch möglichst oft im Alltag entspannt zu sein und aufatmen zu können. Ein entspannter Zustand ermöglicht es, klarer und besonnener zu sehen, zu denken und zu handeln. Wie unterschiedlich Bewegung, Atmung, Konzentration und Meditation in den fünf anerkannten Entspannungsverfahren sowie in der Augenheilkunde verteilt sind, veranschaulicht folgende Abbildung (◯ Abb. 4.1).

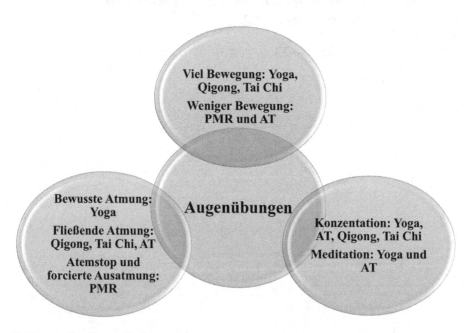

◯ **Abb. 4.1** Anteile von Bewegung, Atmung, Konzentration/Meditation in komplementären Verfahren. (Quelle: Eigene Darstellung)

4.1 Bewegungsübungen

Um einen entspannten Zustand zu erreichen, setzen die fünf von den Krankenkassen anerkannten Entspannungsverfahren unterschiedlich viel Bewegung ein. Das Autogene Training (AT) verzichtet fast ganz auf Bewegung und nutzt v. a. die Suggestion. Die Progressive Muskelrelaxation (PM) basiert auf dem bewussten Wechseln von Anspannung und Entspannung von Körperregionen und dem gesamten Körper. Tai Chi besteht aus langsamen, fließenden Bewegungen, die sich über eine lange Zeit zu sog. Formen zusammengesetzt haben. Im Qigong und im Yoga gibt es Bewegungsübungen und Haltungen, die mit größtmöglicher Entspannung durchzuführen sind. Wie Anspannung und Entspannung die Augengesundheit beeinflussen, wurde bereits im vorangegangenen Kapitel beschrieben.

> Der Schwerpunkt des Buchs liegt auf den bewegungsorientierten Interventionen zur Förderung der Augengesundheit. Auf Intervention, die nicht bewegungsorientiert sind, wird nur hingewiesen. Zu diesen Formen der Intervention zählen z. B. spezifische Diäten oder Anwendungen aus der Hydro- und Phytotherapie in Form von Augenwaschungen, Augenauflagen oder Tees.

4.2 Atemübungen

Die Atmung wird in den vorgestellten Verfahren unterschiedlich betont. Im AT soll sie gleichmäßig fließen (Schulte-Steinicke 2008) . Bei der Progressiven Muskelrelaxation wird der Atem vor dem Üben als sanft und fließend beschrieben, während der Übungen mit ihren Wechseln von Anspannung und Entspannung liegt die Konzentration jedoch wesentlich auf der Muskelspannung (Helmer 2008) . Im Tai Chi werden durch Haltung und Imagination alle Atemräume freigegeben (Schöning und Moegling 2008). Im Qigong wird zuerst der gewohnte, gleichmäßige Atem (Nase ein, Mund aus) während des Übens beibehalten, der sich mit fortgeschrittenem Üben zu einer tiefen Bauchatmung entwickelt (Bölts 2008). Im Yoga ist die Atmung grundlegend, sie leitet und trägt die Übungen (Kollak 2008). Darum werden alle Übungen mit Ansagen zur Atmung und Bewegung gegeben. Sowohl bei der Ein- als auch bei der Ausatmung wird durch die Nase geatmet. Ausnahmen werden angesagt. Fällt bei einer Übung die Nasenatmung schwer, so ist das ein sicheres Zeichen für eine Überanstrengung. Im Yoga gibt es zudem noch Übungen, die sich ausschließlich der Atmung widmen.

> Die in diesem Buch vorgestellten Übungen werden alle mit genauen Angaben zur Atmung beschrieben, unabhängig davon, aus welchem Verfahren sie stammen. Das verschafft Sicherheit beim Üben und ermöglicht einen von allen Verfahren angestrebten, ruhigen Atemfluss zur Entspannung sowie zur besseren Sauerstoffversorgung der Augen.

4

4.3 Konzentrations-/Meditationsübungen

Momente der Konzentration werden in der Fachliteratur vielfältig benannt: Zur Ruhe kommen, still werden, Meditation, Suggestion, Selbsthypnose. In diesen Momenten ist eine übende Person aufmerksam und fokussiert und hat auf unterschiedliche Weise Abstand zu ihrer Umgebung. Dieser Abstand kann durch ein größtmögliches Ausblenden der Außenwelt erfolgen, durch die Betrachtung eines Bildes oder Gegenstands oder durch die Konzentration auf das momentane Erleben (was geht mir durch den Kopf, wie fühle ich mich).

Bei Meditationsübungen schlafen Anfängerinnen und Anfänger öfters einmal ein – insbesondere, wenn sie ohnehin müde sind. Eine auf diese Weise unbefangene und entspannte Annäherung an die Meditation ist gut, denn Entspannung ist eine wesentliche Voraussetzung für die Meditation. Entspannung und Offenheit werden mit der Übungserfahrung um die Dimension der bewussten Wahrnehmung erweitert. Das veranschaulicht die Übung des Bodyscan (▶ Kap. 12, Übung 4) sehr gut.

❯ Um Momente der gesteigerten Konzentration auf den Ebenen des Denkens und Fühlens sowie des besseren Sehens erfahrbar zu machen, verweisen alle Beschreibungen auf Wahrnehmungspausen.

Diese Pausen können während der Übung angezeigt sein, z. B. nach dem Üben zur linken Seite und vor dem Üben zur rechten Seite oder am Ende der Übung. Ein Übungsjournal, das noch in diesem Kapitel beschrieben wird, eignet sich gut, um Übungen schneller zu erlernen, aber auch, um Zusammenhänge von bestimmten Bewegungen oder Atemformen und deren Wirkungen wahrzunehmen.

Übersicht
Merkmale einer guten Übungspraxis
- Sorgfältige Körperarbeit
- Bewusste Atmung
- Hohe Konzentration
- Größtmögliche Entspannung

4.4 Anwendbarkeit der unterschiedlichen Übungsarten

Gegenüber den Augenübungen, die den Wechsel vom Sehen im Nahbereich und in der Ferne fördern, das gewohnte Sichtfeld durch Kopf- oder Körperrotation verändern und erweitern oder Pausen für Augen und Körper schaffen, lassen sich Atem-, Konzentrations- und Meditationsübungen weniger leicht in ihren Wirkungen bestimmen.

Atemübungen, am anschaulichsten bei der Übung Kapalabhati (▶ Kap. 11, Übung 7), erhöhen den Sauerstoffgehalt im Blut. Eine gute Sauerstoffzufuhr ist für alle Organe wichtig. Eine Steuerung der Blutzirkulation erreichen Übungen wie bspw. Schildkröte (▶ Kap. 9, Übung 10) oder Autotransfusion (▶ Kap. 12, Übung 6). Bei Übungen in Vorbeuge fließt Blut vermehrt in Oberkörper und Kopf, die Gefäße gleichen den erhöhten Druck aus und bleiben elastisch. Bei hochgelagerten Beinen fließt venöses Blut schneller zum Herzen zurück.

Konzentrations- und Meditationsübungen, wie Imagination (▶ Kap. 11, Übung 6), Bodyscan (▶ Kap. 12, Übung 6) und Kaya Kriya (▶ Kap. 12, Übung 5) können entspannen, Pausen schaffen oder den Schlaf fördern. Nach längerer und regelmäßiger Praxis vermitteln sie zudem ein besseres Körpergespür. Ein solches Gefühl für das eigene Befinden lässt leichter das aktuelle physische und psychische Wohlergehen oder Unwohlsein – auch der Augen – wahrnehmen.

Dennoch können Atem- sowie Konzentrations- und Meditationsübungen weniger genau spezifischen Augenproblemen zugeordnet werden. ◘ Tab. 4.1 vermittelt einen Eindruck davon, wie sich unterschiedliche Übungsarten den Zielen zur Förderung der Augengesundheit zuordnen lassen.

Ziele	Bewegungsübungen	Atemübungen	Konzentrations-/ Meditationsübungen
Klar sehen	20-20-Regel Rotation in Vorbeuge Fernglas etc.	Tigeratmung	Krokodil
Alles sehen	Liegende Acht Oberkörperrotation Seitenblick etc.	Imagination	Bodyscan
Schmerzfrei sehen	Augen kreisen Zwinkern Kleine Geste etc.	Kapalabhati etc.	Kaya Kriya etc.
Regenerieren können	Zurücklehnen Palmieren Autotransfusion etc.		

Übungen und ihre Wirkungen auf die Augengesundheit

Literatur

Bölts J (2008) Qigong – Gesundheitstraining nach der Traditionellen Chinesischen Medizin (TCM). In: Kollak I (Hrsg) Burnout und Stress. Anerkannte Verfahren zur Selbstpflege in Gesundheitsfachberufen. Berlin, Heidelberg, Springer, S 73

Helmer G (2008) Progressive Muskelrelaxation nach Edmung Jacobson. In: Kollak I (Hrsg) Burnout und Stress. Anerkannte Verfahren zur Selbstpflege in Gesundheitsfachberufen. Berlin, Heidelberg, Springer, S 101

Kollak I (2008) Yoga zum Umgang mit Stress und Burnout. In: Kollak I (Hrsg) Burnout und Stress. Anerkannte Verfahren zur Selbstpflege in Gesundheitsfachberufen. Berlin, Heidelberg, Springer, S 27

Schöning A, Moegling K (2008) Tai Chi – eine bewegungsorientierte Entspannungsmethode. In: Kollak I (Hrsg) Burnout und Stress. Anerkannte Verfahren zur Selbstpflege in Gesundheitsfachberufen. Berlin, Heidelberg, Springer, S 53

Schulte-Steinicke B (2008) Autogenes Training zur Selbstpflege. In: Kollak I (Hrsg) Burnout und Stress. Anerkannte Verfahren zur Selbstpflege in Gesundheitsfachberufen. Berlin, Heidelberg, Springer, S 133

4

Warum ganzheitliche Augenübungen?

Inhaltsverzeichnis

5.1   Die Augengesundheit ist Teil der Gesundheit – 26

5.2   Sehübungen und gesundheitsförderliche Aktivitäten – 27

5.3   Augenbelastungen und Augenübungen im sozialen Kontext – 28

Literatur – 29

Das fünfte Kapitel gibt Antworten auf folgende Fragen:

- Was heißt ganzheitlich?
- Wie sprechen Augenübungen den Körper an?
- Wie lassen sich Sehübungen in Bewegungs- und Entspannungsverfahren einbeziehen?
- Welchen Einfluss haben Umfeld und Verhältnisse?
- Warum macht es Sinn, Augenübungen als Teil der Gesundheitsvorsorge zu verstehen?

Der Begriff ganzheitliche Augenübungen wurde bewusst gewählt, weil alle vorgestellten Übungen den Menschen im Kontext seiner körperlichen, psychischen und sozialen Bedingungen betrachten. Hierin stimmt das Buch mit dem Verein für gesundes Sehen e. V. überein. Dieses Netzwerk von Fachleuten aus der Augenheilkunde setzt sich für „eine ganzheitliche Ausrichtung in der Augenheilkunde" (Verein für gesundes Sehen 2023) ein.

5.1 Die Augengesundheit ist Teil der Gesundheit

Zunächst wird Augengesundheit als wichtiger Bestandteil der gesamten verstanden. Sehen ist eine Fähigkeit, die den ganzen Menschen beeinflusst. Darum wird die Sorge für die Augengesundheit zu den täglichen Praktiken gezählt, wie möglichst oft gesund zu essen und möglichst oft ausreichend zu schlafen. Dabei ist klar, dass es viel zu viele Nahrungsmittel gibt, die diesen Namen gar nicht verdienen, und Gründe genug vorhanden sind, die den Schlaf rauben können. In dieser Gemengelage auf sich zu achten, klug zu agieren und möglichst oft die richtige Wahl zu treffen, kann als förderlich für die eigene Gesundheit bezeichnet werden.

Die Bewegungsübungen werden vom Atem getragen und mit Konzentration durchgeführt. Beim Üben wird ausreichend viel Zeit benötigt, um die auftretenden Wirkungen auf den Körper, die Gedanken und Gefühle wahrnehmen zu können. Zuerst wahrnehmbar sind die körperlichen Veränderungen, wie mehr Beweglichkeit, besseres Gleichgewicht, zunehmende Kraft. Auf längere Sicht wird beim Üben aber auch wahrnehmbar, welche Gedanken durch welche Übungen ausgelöst werden oder welche Gedanken durchs Üben in den Hintergrund treten. Mit der Zeit fällt es immer leichter, zu erkennen, welche Übungen bei welchen körperlichen und psychischen Problemen einsetzbar sind .

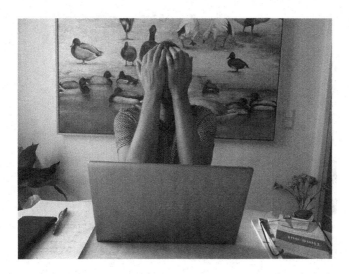

Palmieren (vgl. ▶ Kap. 9, Übung 9)

5.2 Sehübungen und gesundheitsförderliche Aktivitäten

Als ganzheitlich werden die in diesem Buch besprochenen Augenübungen auch verstanden, weil sie als Teil anderer gesundheitsförderlicher Aktivitäten vorgestellt werden, wie z. B. Körperhygiene und Ernährung. Augenübungen können darum manchmal so schön wie ein gutes Essen, aber auch so alltäglich, wie das Zähneputzen sein. Alle im Buch vorgestellten Augenübungen sind nutzerfreundlich, unkompliziert, erfordern wenig Aufwand und passen in viele Tagesroutinen.

Die hier vorgestellten Augenübungen lassen sich in eine bereits bestehende Übungspraxis der Vorsorge integrieren. Sie können z. B. zu einem Bestandteil von Bewegungs- und Entspannungsverfahren (Kollak 2008) oder einem seit Jahren geübten Fitnessprogramm werden. Ein festes Programm zur Gesunderhaltung zu verfolgen und mit der Zeit weiterzuentwickeln, ist sinnvoll. Allerdings ist es kein leichtes und selbstverständliches Unterfangen, denn die Leiden nehmen mit den Jahren zu, erfordern immer mehr Übungen und beanspruchen zunehmend mehr Zeit. Dafür wachsen die Erfahrung und interessanterweise nicht selten auch die Zufriedenheit.

Auf jeden Fall ist es gut, ein individuell passendes und ausbaubares Übungsprogramm zu besitzen und einen festen Ort mit den zum Üben notwendigen Dingen. Für unterwegs ist ein kleineres Set der wichtigsten Übungen hilfreich, das auch unter ungewohnten Bedingungen machbar ist. Solche Routinen für zu Hause und unterwegs sind nützlich, weil sie ein Üben ermöglichen, das den aktuellen Situationen angepasst ist, auf die eigenen Bedürfnisse abgestimmt bleibt und möglichst viel Zeit lässt, um die Wirkungen des Übens wahrzunehmen.

5

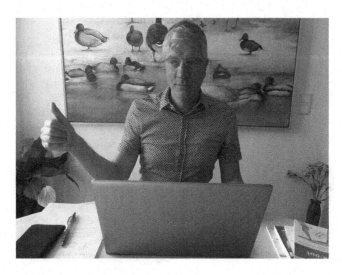

Liegende Acht (vgl. ▶ Kap. 9, Übung 6)

5.3 Augenbelastungen und Augenübungen im sozialen Kontext

Nicht zuletzt ist es aus Sicht dieses Buchs erforderlich, Augenprobleme und Augenübungen im sozialen Kontext zu betrachten. Soziale Aspekte kommen in Vorsorge und Therapie häufig zu kurz. Die gesellschaftliche Aufgabe der Gesunderhaltung kann aber nicht zu immer größeren Teilen als individuelle Leistung den einzelnen Personen zufallen. Wohin das führt, zeigt sich am deutlichsten bei der familiären Pflege. Ehepartner und Angehörige erkranken unter der Last der Versorgung ihrer Angehörigen. Diese Belastung und Überforderung sowohl im Fall der familiären Pflege als auch im Fall von allgemeiner Vorsorge und spezieller Prävention betreffen die finanziellen Möglichkeiten, aber auch die Verhaltensmöglichkeiten in einem Umfeld, das eher abträglich ist für eine allgemeine Gesunderhaltung.

Peter Clement Lund hat die Diagnostik als eine individuelle Lösung für kollektive Probleme bezeichnet. Sein Kontext war die Trauerarbeit, die sich nach seiner Ansicht von einem kollektiven Trauern zu einem individuellen Trauern verändert habe. Trauernde Menschen sind nicht länger mehr Mitglied einer Trauergruppe, sondern fühlen sich oft isoliert und zu Unrecht als krank diagnostiziert (Lund 2021).

Eine Tendenz, Vorsorge als ausschließlich individuelle Aufgabe zu verstehen, ist auch bei der Förderung der Augengesundheit zu erkennen. Soziale Präventionen gegen die zunehmenden Augenprobleme durch Bildschirmarbeit werden auf ein individuelles Üben verkürzt, weil Angebote zur Förderung der Augengesundheit am Arbeitsplatz, im Unterricht, in Gemeinden sowie Reihenuntersuchungen und Gesundheitsaktionen fehlen oder in einem nicht ausreichenden Maß angeboten werden. Um dieser Tendenz der Individualisierung kollektiver Aufgaben entgegenzutreten, verweist dieses Buch wiederkehrend darauf, soziale Zusammenhänge nicht zu übersehen. So z. B., wenn es in der Anamnese und Beratung darum geht, das Umfeld von Patienten zu erkunden und Arbeits- und Lernbedingungen zu erfragen.

Literatur

Kollak I (Hrsg) (2008) Burnout und Stress. Anerkannte Verfahren zur Selbstpflege in Gesundheitsfachberufen. Berlin, Heidelberg, Springer

Lund PC (2021) Grief as Disorder. On the transformation of grief from existential emotion to pathological entity. Aalborg University Press. ▶ https://prod-aaudxp-cms-001-app.azurewebsites.net/media/jnsksbu2/grief_as_disorder.pdf

Verein für gesundes Sehen e. V. (2023) ▶ https://www.verein-gesundes-sehen.de/verein/. Letzter Zugriff im September 2023

Stand der Forschung zu einigen Augenübungen

Inhaltsverzeichnis

6.1 Aktuelle Untersuchungen von Augenübungen am Beispiel der 20-20-Regel – 32

6.2 Aktuelle Untersuchungen von Übungsreihen – 33

Literatur – 35

© Der/die Autor(en), exklusiv lizenziert an Springer-Verlag GmbH, DE, ein Teil von Springer Nature 2024
I. Kollak, *Ganzheitliches Training für die Augen*,
https://doi.org/10.1007/978-3-662-68434-4_6

Das sechste Kapitel gibt Antworten auf folgende Fragen:

- Gibt es Forschung zu bestimmten Augenübungen?
- Sind Reihenübungen miteinander vergleichbar?
- Wie belastbar sind Forschungen über Sehübungen?
- In wie weit lassen sich kausale Schlüsse aus einzelnen Interventionen ziehen?

Untersuchungen über Augenübungen und Übungsreihen zeigen große Unterschiede in ihrer Gültigkeit und Verlässlichkeit. Diese Unterschiede beziehen sich auf die Anzahl und Auswahl der getesteten Personen, den Studienaufbau (mit oder ohne Vergleichsgruppe), die Dauer der Untersuchung (Langzeitwirkung) sowie die unterschiedlichen Methoden der Auswertung (Kollak 2019).

Forschungsartikel über Augenübungen sind leichter auffindbar, wenn die Suchbegriffe „Yoga" oder „Yoga Exercises" enthalten. Das hat zwei Gründe. Zum einen gehören Haltungen und Bewegungen aus dem Yoga zu den am häufigsten untersuchten Übungen komplementärer und alternativer Behandlungsformen. Zum anderen gibt es eine lange Überlieferung von Augenübungen aus den unterschiedlichen Yoga-Traditionen. Alle in diesem Kapitel vorgestellten Studien nutzen als Intervention eine oder mehrere Übungen, die auch in diesem Buch beschrieben werden.

6.1 Aktuelle Untersuchungen von Augenübungen am Beispiel der 20-20-Regel

Ein Forschertandem aus den USA fragt in seinem Studienbericht, ob die Übung „20-20-20-Rule" (s. ▶ Kap. 9 Übung 8) in ihrer Wirkung gerechtfertigt werden kann. Sie untersuchen diese Übung, weil sie von vielen Profis in Kliniken und Praxen empfohlen wird. Das Team wollte herausfinden, „ob geplante Pausen die negativen Auswirkungen der Nutzung digitaler Geräte wirksam reduzieren" (Johnson und Rosenfield 2023). Sie organisierten einen Versuchsaufbau, bei dem sie 30 Personen „eine 40-minütige, kognitiv anspruchsvolle Leseaufgabe an einem Tablet-Computer" gaben. Der Text aus zufällig vom Forscherteam zusammengesetzten Wörtern musste gelesen werden, um Wörter mit einem bestimmten Anfangsbuchstaben zu identifizieren. Die Gruppe führte diese Aufgabe an vier Zeitpunkten durch und machte jeweils nach 5, 10, 20 bzw. 40 min eine 20-sekündige Unterbrechung. Vor und nach den 40-minütigen Testzeiten füllten die Testteilnehmenden einen Fragebogen aus. Es waren Fragen „zu den während der Sitzung aufgetretenen Augen- und Sehsymptomen aus. Darüber hinaus wurden bei jedem Versuch sowohl die Lesegeschwindigkeit als auch die Aufgabengenauigkeit quantifiziert". Die Untersuchungsleitung stellte fest, dass die Belastungssymptome durch die Arbeit an der Aufgabe zunahm, die Pausen keine beachtenswerten Wirkungen auf die angekreuzten Symptome sowie die Lesegeschwindigkeit und die Aufgabengenauigkeit hatten. Vorausgesetzt, dass getestete Fragebögen eingesetzt wurden und die Probanden in regelmäßigen Pausen 20 s in die Ferne geschaut haben, treffen die Ergebnisse dieser Untersuchung ausschließlich auf diese Untersuchungsgruppe zu, da es keine Vergleichsgruppe gab.

Eine Forschergruppe aus Spanien, der Slowakei und dem UK untersuchte ebenfalls die „gesundheitlichen Vorteile von Pausen auf der Grundlage der 20-20-20-Regel" (Talens-Estarelles et al. 2023). Sie interessierten sich für die Wirkungen auf die Augenbelastungen durch die Bildschirmarbeit, Symptome von Augentrockenheit und binokularem Sehen (‚Stereosehen'). Bei diesen Untersuchungen wurden 29 teilnehmende Testpersonen Software und Webcam zur Verfügung gestellt, die an die Pausen erinnerten und die ihre Augentätigkeit aufnahmen. Ihre Ergebnisse: Eine Zunahme der Pausen ließ sich nachweisen, die Akkommodation verbesserte sich, die Symptome des trockenen Auges nahm ab – zumindest für die Untersuchungsdauer. Sie ziehen folgende Schlüsse: „Die 20-20-20-Regel ist eine wirksame Strategie zur Reduzierung von DES [Digital eye strain, Augenprobleme durch Bildschirmarbeit] und Symptomen des trockenen Auges, obwohl zwei Wochen nicht ausreichten, um das Binokularsehen oder die Symptome des trockenen Auges deutlich zu verbessern". Auch bei diesem Forschungsaufbau gab es keine Vergleichsgruppe. Die Untersuchung hat zwei Pluspunkte: 1. Die gute Ausstattung, die es erlaubte, alle Testteilnehmenden regelmäßig an die Pausen zu erinnern und die Augentätigkeit der Probanden aufzuzeichnen. 2. Sie benennt ihre auf die Zeit der Untersuchung beschränkte Aussagekraft selbst (Foto 07).

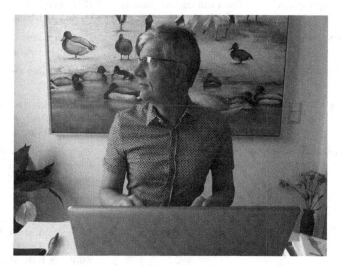

Die 20-20-Regel (vgl. vgl. ▶ Kap. 9, Übung 8)

6.2 Aktuelle Untersuchungen von Übungsreihen

In den folgenden beiden Studien geht es um Übungsreihen (s. folgende Tabelle). Kim (2016) untersuchte 40 Studierende (je 20 in der Interventions- und in der Kontrollgruppe), die zu Beginn der Intervention keine Unterschieden in der Fragebogenauswertung zur Müdigkeit der Augen zeigten. Allerdings divergierte das Durchschnittsalter: 24 in der Interventionsgruppe (22–36) und 22 in der Kontrollgruppe (21–25) sowie die Geschlechterverteilung. Zu Beginn und am Ende der Studie wurde mit einem Fragebogen zur Augenermüdung der Zustand erfragt .

In der Studie von Gupta und Aparna   (2020) wurden 32 Studierenden so in zwei Gruppen zu jeweils 16 Personen aufgeteilt, dass sie eine nachweisbar gleiche Zusammensetzung im Hinblick auf ihre Sehfähigkeit besaßen. Auch hier füllten die Teilnehmenden einen Fragebogen vor und nach der Intervention aus.

Die Übersicht der beiden Übungsreihen gibt Auskunft über die Übereinstimmung und Vergleichbarkeit der Übungen. Darüber hinaus wird in einer dritten Spalte auf die Übungsbeschreibung in diesem Buch verwiesen.

Augenübungen aus zwei Untersuchungen und deren Darstellung im Buch

Kim (2016)	Gupta und Aparna (2020)	Die Übung der Studien in diesem Buch
Palming	Palming	Kurze Entspannung – Augen palmieren und blinzeln (▶ Kap. 9 Übung 9)
Blinking	Blinking	
Sideways viewing	Sideways viewing	Seitenblick (▶ Kap. 10 Übung 4)
Front and sideways viewing	Front and sideways viewing	Hin und her schauen (▶ Kap. 11 Übung 1)
Up and down viewing	Diagonal viewing	Hoch u. runter schauen (▶ Kap. 11 Übung 2)
Rotational viewing	Rotational viewing	Augen kreisen (▶ Kap. 11 Übung 3)
Preliminary nose tip gazing	Preliminary nose tip gazing	Blickwechsel (▶ Kap. 10 Übung 6) und Kämpferin (▶ Kap. 10 Übung 9)
Near and distant viewing	Near and distant viewing	Zurücklehnen (▶ Kap. 9 Übung 2) und Sternengucker (▶ Kap. 10. Übung 9)
Shavasana (corpse pose)		Ausgangshaltung (▶ Kap. 12 Übung 4)
	Concentrated gazing	Liegende Acht (▶ Kap. 9 Übung 6), Fernglas (in one word) (▶ Kap. 10 Übung 3) und Palme (▶ Kap. 12 Übung 1)
	Acupressure point o. t. palm	
2 ×/Woche über 8 Wochen Unter Anleitung werden 8 Augenübungen je 5 min plus 20 min. Entspannung durchgeführt	5 ×/Woche über 6 Wochen Unter Anleitung werden 10 Augenübungen je 30 min durchgeführt	

Quelle: Eigene Darstellung

Der Artikel von Kim berichtet, dass die Augenermüdung in der Interventionsgruppe in auffallender Weise abnahm. Er weist auf einige Einschränkungen der Ergebnisse hin: Die Müdigkeit der Augen wurde durch Fragebögen erhoben, die die Studienteilnehmenden selbst ausfüllen mussten, ohne dass es eine weitere Möglichkeit der Messung gab. Zudem fehlen Informationen zur Tätigkeit der Kontrollgruppe, den Aktivitäten während der 20minütigen Entspannung sowie zu den Langzeitwirkungen.

Auch Gupta und Aparna sprechen von signifikant hohen Unterschieden zwischen Interventions- und der Vergleichsgruppe nach Abschluss der Studie. Auch dieser Artikel benennt nicht, was die Kontrollgruppe während der Interventionszeit machte und wie die Akupressur erfolgte.

Nicht zuletzt ist darauf hinzuweisen, dass sich sowohl bei der Untersuchung einzelner Übungen als auch von Übungsreihen nur in einem eingeschränkten Maß Aussagen über kausale Wirkungen machen lassen. Dies ist eher möglich, wenn die Übungen auf ein bestimmtes Augenleiden abzielen und mehrere Messverfahren angewandt werden und zu möglichst viele Zeiten Messpunkte eingerichtet werden. Es ist schwierig, bei einzelnen Interventionen den Einfluss der täglichen Arbeit, dauerhaften Belastungen, Ernährung, Schlaf, soziale Kontakte usw. herauszurechnen.

> Mit großer Sicherheit ist es allerdings besser, Versuche zur Förderung der Augengesundheit, zur Veränderung des eigenen Verhaltens sowie zur Verbesserung der Lebens- und Arbeitsbedingungen zu unternehmen, als auf jede Selbsthilfe und jede Veränderung zu verzichten. Diese Einsicht immer wieder und möglichst vielen Patientinnen und Klienten zu vermitteln, dazu möchte dieses Buch alle erfahrenen und neuen Profis ermutigen. Das Buch hofft, Impulse geben zu können, um diese Aufgabe immer wieder anzupacken.

Literatur

Gupta SK, Aparna S (2020) Effect of Yoga Ocular Exercises on Eye Fatigue. Int J Yoga 2020 Jan-Apr;13(1):76–79. ► https://doi.org/10.4103/ijoy.IJOY_26_19. PMID: 32030026; PMCID: PMC6937872

Johnson S, Rosenfield M (2023) 20–20–20 Rule: Are These Numbers Justified? Optom Vis Sci 100(1):52–56. ► https://doi.org/10.1097/OPX.0000000000001971. Epub 2022 Dec 6 PMID: 36473088

Kim SD (2016) Effects of yogic eye exercises on eye fatigue in undergraduate nursing students. J Phys Ther Sci 2016 Jun; 28(6):1813–1815. ► https://doi.org/10.1589/jpts.28.1813. Epub 2016 Jun 28. PMID: 27390422; PMCID: PMC4932063

Kollak I (2019) Yoga in Vorsorge und Therapie. Fachbuch mit Übungen für Atmung, Bewegung und Konzentration. Bern, Hogrefe.

Talens-Estarelles C, Cerviño A, García-Lázaro S, Fogelton A, Sheppard A, Wolffsohn JS (2023) The effects of breaks on digital eye strain, dry eye and binocular vision: Testing the 20-20-20 rule. Cont Lens Anterior Eye 2023 Apr; 46(2):101744. ► https://doi.org/10.1016/j.clae.2022.101744. Epub 2022 Aug 11. PMID: 35963776. : ► https://www.contactlensjournal.com/article/S1367-0484(22)00199-0/fulltext

Lösungsorientierung

Inhaltsverzeichnis

7.1   Die Macht der Gewohnheit – 38

7.2   Umfeldorientierung als Teil der
        Klientenorientierung – 39

7.3   Lösungsorientiert üben – 40

7.4   Erreichbare Ziele formulieren – 41

        Literatur – 41

© Der/die Autor(en), exklusiv lizenziert an Springer-Verlag GmbH, DE, ein Teil von
Springer Nature 2024
I. Kollak, *Ganzheitliches Training für die Augen*,
https://doi.org/10.1007/978-3-662-68434-4_7

Das siebte Kapitel gibt Antworten auf folgende Fragen:

- Was sind Gewohnheiten, auf welchen Ebenen zeigen sie sich und lassen sie sich ändern?
- Wie ist das soziale Umfeld zu berücksichtigen?
- Woher stammt das Konzept der Lösungsorientierung?
- Was sind realistische Ziele?
- Wie lassen sich Ziele am besten formulieren?

Erfolgreiche Therapeutinnen und Lehrer haben nicht nur ein gutes Wissen, sondern auch eine gute Art und Weise der Kommunikation. Sie zeigen Verständnis. können sich verständlich machen und wissen die Mitwirkung ihrer Patienten und Klientinnen zu schätzen. Neben einer vertrauensvollen Beziehung sind dazu Informationen über Lebens- und Arbeitssituation und typische Verhaltensweisen wichtig.

7

7.1 Die Macht der Gewohnheit

Aus einer schiefen Kopfhaltung heraus zu sehen, mit den Augen zu blinzeln, die Schultern hochzuziehen oder auf andere Weise die Kopf- und Augenbewegung einzuschränken, zählt zu den individuellen Gewohnheiten. Auf welchen Ebenen Gewohnheiten angesiedelt sind, wird in der folgenden Tabelle deutlich. Sie lässt auch erkennen, welche positiven und negativen Möglichkeiten des Verhaltens auf den unterschiedlichen Ebenen möglich sind (Tab. 7.1).

Tab. 7.1   Ebenen von Gewohnheiten

Atmung	Mund- oder Nasenatmung, Anzahl der Atemzüge pro Minute, Atemtiefe, Atempausen, genutzte Atemräume und Atemmuskulatur
Haltung und Spannung	Aufrecht oder gebeugt, kräftige oder schwache Knochen und Muskeln, angespannte oder entspannte Muskulatur
Stimme	Stimmlage, Betonung, Sprechgeschwindigkeit
Ausdruck	Mimik, Gestik, Dialekt, non-verbale Kommunikation
Auffassungsgabe	Versteht schnell oder langsam, ist offen oder zurückhaltend gegenüber neuen Ideen, kann umdenken oder nicht, ist pedantisch oder großzügig
Einstellung	Konservativ und erhaltend oder progressiv und erneuernd, optimistisch oder pessimistisch, vergangenheits- oder zukunftsorientiert, intrinsisch oder extrinsisch motiviert
Lebensführung	Ernährung, Schlaf-Wach-Rhythmus, Arbeits- und Freizeitanteile, sexuelles Verhalten
Sozialverhalten	Partnerschaftlich oder kontrollierend, distanziert oder erreichbar, sachlich oder emotional

Quelle: Kollak (2023) Komplementäre Therapien bei Depression, S. 122

Im Kontext der Augengesundheit ist interessant, wie Gewohnheiten das Sehen beeinflussen können. Dazu folgende Beispiele zur Atmung, Muskelspannung und Lebenseinstellung. Bei der Atmung reichen die Unterschiede von einem gleichmäßigen, tiefen Atem bis zur flachen Atmung und wiederholtem Luftanhalten, was Einfluss auf die Sauerstoffversorgung des ganzen Körpers – inklusive der Augen – hat. Bei der Muskelspannung gibt es Unterschiede zwischen einem entspannten bis hin zu einem dauerhaft erhöhten Muskeltonus. Hohe muskuläre Anspannungen können den ganzen Körper oder Körperpartien betreffen, wie die Kopf- und Augenmuskeln. Unterschiede in der Lebenseinstellung können von einer naiven Offenheit bis zu einer verbohrten Skepsis reichen. Eine eher skeptische Einstellung zeigt sich im Stirnrunzeln und in gerunzelten Augenbrauen – eine Anspannung der äußeren Augenmuskeln, die auf Dauer Kopfweh oder Nackenschmerzen auslösen kann.

Ungünstige Angewohnheiten zu erkennen, bietet die Chance auf Verhaltensänderungen. Theoretisch lässt sich sagen, dass alle Angewohnheiten erlernt sind und darum auch verlernt werden können. Wie schwierig dieses Verlernen ist, ist in der Praxis hinlänglich bekannt. Es gibt wohl niemanden, die oder der sich über eine eigene, schlechte Angewohnheit ärgert, sie aber gar nicht so leicht loswerden kann.

7.2 Umfeldorientierung als Teil der Klientenorientierung

In der Praxis erscheinen Ratsuchende einzeln. Sie als Individuen mit ihren spezifischen Sorgen und Problemen wahrzunehmen, ist notwendig, um ein für sie passendes Übungsprogramm zu entwickeln. Allerdings haben die Augenprobleme durch die vielen am Bildschirm verbrachten Stunden sowohl bei Kindern und Jugendlichen als auch bei Erwachsenen nachweislich zugenommen. Diese generelle Zunahme von Augenproblemen macht deutlich, dass individuelle Anstrengungen zur Verbesserungen der eigenen Sehtüchtigkeit als Ergänzungen für gesellschaftliche Vorsorgemaßnahmen verstanden werden müssen. Augenleiden durch die bei Arbeiten und in der Freizeit verbrachten Zeit am Bildschirm ist kein individuelles Fehlverhalten, sondern ein wachsendes gesellschaftliches Phänomen.

> **Wichtig für eine erfolgreiche Anamnese oder Beratung:**
> - Nach den Arbeits- oder Lernbedingungen fragen, um Vorschläge für eine Veränderung dieser Bedingungen machen zu können. Z. B.: Werden die Richtlinien für einen sicheren Arbeitsplatz eingehalten? (Deutsche gesetzliche Unfallversicherung, Spitzenverband 2022) Lassen sich aus den Richtlinien notwendige Veränderungen ableiten? Wie können die notwendigen Veränderungen erreicht werden?
> - Den hilfesuchenden Patientinnen und Patienten kein schlechtes Gewissen machen und Schuld zuschreiben. Wenn elektronische und digitale Medien Hauptkommunikationsmittel werden, dann sitzen die Menschen über Stunden vor

Bildschirmen, Monitoren, Displays etc. Die gesellschaftliche Zunahme von Augenproblemen ist keinem individuellen Fehlverhalten anzulasten.
— Aus demselben Grund sind Übungen nicht als Strafe oder Buße zu verstehen. Ein solches Verständnis entwertet die Übungen und lenkt von der Frage ab, wie wir besser zusammen arbeiten und leben können und wollen.

7.3 Lösungsorientiert üben

Lösungsorientiert nannte eine Gruppe von Psychologinnen und Psychologen um Steve de Shazer und Insoo Kim Berg (Berg 2006) ihre Therapie. Um diese Theorie der Lösungsorientierung zu überprüfen und bekannt zu machen, ließen sie sich von anderen Kolleginnen und Kollegen zu Beginn ihrer Arbeit vor allem solche Patientinnen und Patienten schicken, die als „schwierig" beschrieben wurden. Wie sie vermutet hatten, stellten sich diese Leute gar nicht als besonders schwierig heraus. Vielmehr lag ein Kommunikationsproblem vor: ihnen wurde nicht aufmerksam genug zugehört. Unter „aufmerksam zuhören" verstanden De Shazer und Berg, besonders in den Gesprächen darauf zu achten, wann die Probleme nicht auftraten. Auf diese Weise orientierten sie sich auf Lösungen statt auf Probleme. Dabei strebten sie möglichst kurze Behandlungszeiten an, weil sie davon ausgingen, dass es für viele Probleme ähnliche Lösungen gibt und Ressourcen zur Lösungsfindung bei den Patienten vorhanden sind. Aus dieser Praxis entwickelten sie nicht nur eine plausible Theorie, sondern auch praktische Regeln für die Therapie. Einige Regeln lassen sich gut auf die Praxis der Augenübungen übertragen. Diese Regeln machen deutlich: Es geht um Lösungen für definierte Probleme, es wird Offenheit für unterschiedliche Lösungen benötigt und alles, was positive Wirkungen zeigt, wird verstärkt. In Anlehnung an de Shazers und Bergs Auffassungen zur Kurzzeittherapie – Von Problemen zu Lösungen – lässt sich formulieren :

Nimm dir ein Ziel
und übe mit Ausdauer
und Vorsicht

Finde Übungen,
die dir gut tun
und mach mehr davon

Wenn eine Übung
nicht gut für dich ist,
finde eine andere

Regeln für ein lösungsorientiertes Augentraining. (Quelle: Abwandlung einer eigenen Darstellung und einer Zeichnung von Claudia Styrsky (Kollak 2011))

◧ Tab. 7.2	SMART-Formel (Quelle: Eigenes Beispiel aus der Augenübungspraxis)	
Spezifisch	Ist das Ziel eindeutig beschrieben?	Vom ... bis ... jeden Arbeitstag mindestens 20 Mal die 20-20-Übung machen
Messbar	Wie lässt sich ein Erfolg nachweisen?	Eine spürbare Augenentspannung und mind. 20 Striche (viermal llll Striche = 20 Wiederholungen/Tag) sind auf dem Block notiert
Akzeptiert	Sind alle mit dem Ziel einverstanden?	Die Übung ist mit unterschiedlichen Ergebnissen getestet und wird häufig praktisch angewandt. Jetzt geht es um einen Eigenversuch
Realistisch	Ist der Weg zum Ziel klar?	Die Übung wurde eingeübt, es gibt eine schriftliche Anleitung
Terminiert	Bis wann soll das Ziel erreicht sein?	Am (Datum) werden die Erfahrungen beim Üben besprochen

7.4 Erreichbare Ziele formulieren

Eine Verständigung über erreichbare Ziel ist ein guter Anfang für eine erfolgreiche Übungspraxis. Notwendig dafür ist eine realistische und einvernehmliche Einschätzung, was genau in der Therapie bis wann, auf welchem Weg und mit welchem Aufwand erreicht werden kann und woran sich Fortschritte festmachen lassen. Als nützlich für die Festlegung eines Ziels hat sich die SMART-Formel erwiesen (s. ◧ Tab. 7.2). Sie hilft dabei, Ziele konkret zu benennen. Statt Ziele vage oder negativ zu beschreiben, wie z. B. „Augen nicht überlasten", leitet die SMART-Formel an, Wege und Mittel für eine Lösung zu benennen, wie z. B. „Während der Arbeitszeit alle 20 min (Timer setzen) für 20 s vom PC aufschauen und einen Gegenstand in möglichst großer Entfernung ansehen".

Um vereinbarte Ziele zu erreichen und sichtbare Erfolge zu haben, ist regelmäßiges Üben erforderlich. Diese Aktivität wird befördert, wenn Therapeutinnen sich für die Erfahrungen der Übenden interessieren. Gute Therapeuten fragen nach und lassen sich erklären, welche Übungen auf welche Weise gut funktioniert haben und wie ihre Wirkungen spürbar waren.

Literatur

Berg IK (2006) Keynote Address: The Heart and Soul of Solutions Building. 1st Asia Pacific Solution Focused Approach Conference. (Letzter Zugriff August 2023) ► https://www.youtube.com/watch?v=vKKIbrw_0as

Deutsche gesetzliche Unfallversicherung, Spitzenverband (2022, Hrsg.) Tageslicht am Arbeitsplatz und Sichtverbindung nach außen. Berlin. (Letzter Zugriff August 2023) ► https://publikationen.dguv.de/widgets/pdf/download/article/799

Kollak I (2011) Schreib's auf! Besser dokumentieren in Gesundheitsberufen. Berlin, Heidelberg (Springer), S 24

Kollak I (2023) Komplementäre Therapien bei Depression. Fallgeschichten und Möglichkeiten der Selbstsorge. Bern (Hogrefe), S 122

7

Praxistipps zum Üben

Inhaltsverzeichnis

8.1   Allgemeine Hinweise zum Üben – 44

8.2   Ein individuelles Übungsprogramm
        entwickeln – 45

8.3   Regelmäßiges Üben fördern – 46

8.4   Das Übungsjournal – 46

8.5   Hilfsmittel – 47

8.6   Übungsorte und Übungszeiten – 48

        Literatur – 48

Das achte Kapitel gibt Antworten auf folgende Fragen:
- Was sind Merkmale guten Übens?
- Was ist allgemein beim Üben zu beachten?
- Wie entsteht ein individuelles Übungsprogramm?
- Welche Funktionen hat ein Übungsjournal?
- Wie lässt sich regelmäßiges Üben fördern?
- Welche Hilfsmittel sind sinnvoll?
- Worauf kommt es bei Übungsorten und Übungszeiten an?

Die Übungen sowie die dazugehörigen Erklärungen und Anleitungen verfolgen die Absicht, mit wenig Aufwand bestimmte Wirkungen zu erzielen. Bei regelmäßigem und präzisem Üben können die Wirkungen wahrgenommen werden. Darum wird beim Üben großer Wert darauf gelegt, Unterschiede zu Beginn und am Ende jeder Übung genau zu erfragen und zu spüren. Mit dieser Art des Übens wird das Körpergefühl systematisch geschult. Ziel ist, beim Üben und im Alltag auf unnötige Anspannung z. B. der Augenpartie zu achten oder die Augenbrauen locker zu lassen, um auch auf Dauer die Verspannung im Nacken lösen zu können.

8

Übersicht
Merkmale guter Augenübungen
- Übungen sind klar formuliert und werden praktisch vorgemacht
- Variationen werden zur Auswahl gestellt
- Atmung und Bewegung befinden sich im Einklang
- Übungen fördern gutes Sehen durch Entspannung und Konzentration
- Es gibt Zeit zur Wahrnehmung der Wirkung

Quelle: Eigene Darstellung

Die Übungen in diesem Buch werden genau beschrieben und durch Fotos veranschaulicht. Für gleiche Übungsabläufe gibt es wiederkehrende Formulierungen. Das verschafft Sicherheit aufseiten der Lehrenden und Lernenden. Durch wiederkehrende Formulierungen können Übungen oder Teile aus Übungen schneller erkannt werden. Mit wachsender Übungspraxis bleibt zunehmend mehr Zeit, um auf die Atmung, die Gedanken und Gefühle beim Üben zu achten. Ziel ist, den Weg zwischen hören, verstehen und tun möglichst kurz zu halten. So führt eine lange und regelmäßige Praxis zu einem Genuss in Richtung eines Fühlens und Denkens „ohne Worte".

8.1 Allgemeine Hinweise zum Üben

Die Augenübungen erfolgen zumeist mit geöffneten Augen. Aber nach den Übungen die Augen zu schließen und nachzuspüren, ist wesentlich, denn es ermöglicht, die Wirkungen wahrzunehmen und den Weg dahin zu verstehen.

Darüber hinaus gibt es auch Augenübungen, die mit geschlossenen Augen geübt werden können. Weil es einigen Menschen bei geschlossenen Augen schwindelig wird, andere auch mit geöffneten Augen gut nachspüren können, heißt es: „Die Augen schließen, *wenn* es angenehm ist."

Ebenso ist darauf zu achten, dass bei erhöhtem Augen- oder Blutdruck der Kopf höher als das Herz liegen soll. In der Rückenlage kann der Kopf erhöht auf Kissen oder Decken liegen. Sonst gibt es von vielen Übungen Variationen im Sitz oder Stand.

Um möglichst schnell Erfolge beim Üben sichtbar zu machen, ist es notwendig, ein Programm von Übungen zusammenzustellen, das den individuellen Bedürfnissen der Patientinnen und Patienten entspricht. Jeder kleinste, sichtbare Erfolg motiviert zum Durchhalten und eröffnet die Chance, durch langjähriges Üben Einfluss auf die Gesundheit der Augen und des ganzen Körpers zu nehmen.

8.2 Ein individuelles Übungsprogramm entwickeln

Gemeinsam mit den Patientinnen und Klienten gilt es aus der Vielzahl möglicher Übungen diejenigen herauszusuchen, die am besten geeignet sind, um festgelegte Ziele zur Verbesserung der Augengesundheit zu erreichen. Die ausgewählten Übungen müssen schnell erlernbar und leicht durchführbar sein. Es ist gut, wenn Therapeutinnen und Therapeuten möglichst viele Übungen kennen und selbst vormachen können, um ihrer Patientenschaft eine Auswahl zu ermöglichen. Zudem sind die unterschiedlichen Schwierigkeitsgrade der Übungen und ihrer Variationen zu beachten, ebenso besondere Vorlieben der Patienten für bestimmte Übungen sowie die gegebenen körperlichen Möglichkeiten (z. B. nur im Sitzen auf dem Stuhl).

Mein persönliches Übungsprogramm

Eröffnung	*Zurücklehnen → 2x*
	Kopf rotieren → 10x je Seite
	Kopf beugen → 10x je Seite
Hauptteil	*Liegende Acht→ 2x in beiden Richtungen*
	Sternenguckerin → 1x mit jedem Bein
	Rotation in Vorbeuge → 10x mit jedem Arm
Ausklang	*Fernglas → 10 Atemzüge lang*
	Kurze Entspannung → 2 Durchgänge
	Kaya Kriya → 5 Minuten

Beispiel für ein persönliches Übungsprogramm (Quelle: Eigene Darstellung)

8.3 Regelmäßiges Üben fördern

Zunächst ist das vereinbarte Programm mit den Patientinnen und Patienten gemeinsam einzuüben. Aufzeichnungen dieser Übungen sind wichtig, damit eigenständig geübt werden kann. Hilfreich ist ebenfalls, regelmäßige Nachbesprechungen zu vereinbaren, um Erfolge sichtbar zu machen oder neue Lösungen zu suchen, wenn Erfolge ausbleiben.

Regelmäßiges Üben wird durch Lob motiviert und verstärkt. Eine Person, die zum ersten Mal eine Übung macht, benötigt keine zehn Hinweise, wie sie noch besser üben kann, sondern ein Lob für den Teil, der schon gut war. Jemand muss überhaupt erst einmal mit dem Üben beginnen und dann eine Weile dran bleiben, um besser werden zu können.

8.4 Das Übungsjournal

Mithilfe eines Übungsjournals lassen sich die Augenübungen leichter erlernen. Ein Übungsjournal wird in ein Notizteil und ein Tagebuchteil unterteilt (Kollak 2011). Im Notizteil stehen die Übungen, Hinweise und Vereinbarungen. Dort ist auch Platz für Anleitungstexte, Fotos, Artikel usw. Im Tagebuchteil werden alle Beobachtungen beim Üben notiert, wie z. B.: Wann haben Übungen besonders gut geklappt, was waren die genauen Umstände, Gefühle, Gedanken usw.

Die praktische Ausfertigung eines Übungsjournals oder Lerntagebuchs kann von einem elektronischen File auf PC, Handy, Tablet etc., über Sammelordner und Hefter, bis hin zu einer individuell gestalteten Kladde reichen. Der Aufwand ist möglichst gering zu halten. Es ist nützlich, sich im Therapiegespräch auf die Aufzeichnungen zu stützen, Ideen und Vereinbarungen im Journal festzuhalten. Zentrale Fragen sind: Was wurde geübt und was wurde dabei erlebt? Zur Veranschaulichung des Gesagten folgender Auszug aus einem Übungsjournal .

Notizseite	Tagebuchseite
Datum Übung: Liegende Acht Einmal stündlich während der Arbeitszeit geübt. Insgesamt siebenmal. Timer genutzt.	Ich war überrascht, wie wenig mich die Unterbrechungen im Arbeitsfluss gestört haben. Nach den kurzen Pausen fühlten sich nicht nur meine Augen entspannter an, sondern ich fühlte mich insgesamt lockerer. Um 14 Uhr beim Üben eine Tasse Kaffee getrunken. Der Kaffee hat meine Motivation zum Üben gefördert. Die ganze Auszeit hat mir gut getan.

Beispiel für ein Übungsjournal

8.5 Hilfsmittel

Es lohnt sich, ganz auf das Üben konzentriert zu bleiben und so wenig Aufwand wie möglich zu treiben. Der Goldrausch in Kalifornien hat gezeigt: Viele Kaufleute und Händler, die Bekleidung und Ausrüstung verkauften, wie z. B. Levi Strauss aus Buttenheim in Bayern (PBS 2004), wurden sehr reich. Dagegen sind nur wenige Goldgräber zu Reichtum gekommen.

Die meisten der hier gezeigten Übungen können in Arbeits- und Alltagskleidung durchgeführt werden. Viele lassen sich im Sitzen oder im Stehen machen. Dabei ziehen manche Leute gern ihre Schuhe aus. Übungen im Liegen können auf einer Decke, Matte oder im Bett gemacht werden.

Damit die Übungen ohne Aufwand und möglichst jederzeit durchgeführt werden können, empfiehlt es sich, möglichst wenig Hilfsmittel einzusetzen. Oft geht es eher um den umgekehrten Fall: Brille vor dem Üben absetzen. Längere Atem- und Konzentrationsübungen erfordern eine bequeme Haltung auf dem Stuhl oder im Liegen. Dafür können vorhandene Decken und Kissen genutzt werden .

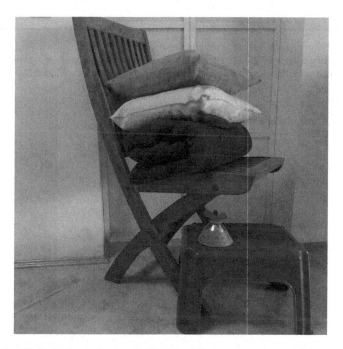

Hilfsmittel, wie z. B. Stuhl, Decke, Kissen, Fußbank und Timer

8.6 Übungsorte und Übungszeiten

Im Gegensatz zu Ausrüstung und Hilfsmitteln sind Übungsorte und Übungszeiten sehr wichtig. Zur gleichen Zeit am gleichen Ort zu üben oder regelmäßige, kurze Unterbrechungen im Alltag festzulegen, sichert eine erfolgreiche Übungspraxis. Der Übungsanreiz erhöht sich mit der Zeit von selbst, wenn Veränderungen und Verbesserungen bemerkt werden. Aber dazu braucht es zuerst ein wenig Ausdauer.

Wer regelmäßig morgens übt, nutzt die Wirkungen für den ganzen Tag. Oft sind Übungen zwischendurch oder Wiederholungen kurzer Übungen während des Tages zweckmäßig, um ein konkretes Problem (z. B. trockene Augen) durch regelmäßiges Blinzeln zu beheben. Dann ist es gut, Timer, Handywecker, PC zu nutzen, die an die Übungszeiten erinnern.

> Feste Übungszeiten und geeignete Orte zum Üben zu nutzen, erspart zermürbendes Nachdenken über bestmögliche Zeiten und Gelegenheiten.

8   Literatur

Kollak I (2011) Schreib's auf! Besser dokumentieren in Gesundheitsberufen. Heidelberg, Springer
Public Broadcasting Service (PBS) (2004) They made America. Levi Strauss. ► https://www.pbs.org/wgbh/theymadeamerica/whomade/strauss_hi.html.. (Letzter Zugriff im März 2024)

Augenübungen im Sitzen

Inhaltsverzeichnis

9.1   Übung 1: Kleine Geste – Augen-Schulter-Arm-Aktivierung – 50

9.2   Übung 2: Zurücklehnen – Körper strecken, fern und nah sehen – 52

9.3   Übung 3: Kopf rotieren – Kopf drehen und über die Schulter sehen – 54

9.4   Übung 4: Kopf beugen – Kopf zur Seite beugen und in Gegenrichtung sehen – 56

9.5   Übung 5: Kopf zurückneigen – Kopf nach hinten neigen und in die Ferne sehen – 57

9.6   Übung 6: Liegende Acht – Entlang der Gesichtsränder sehen – 58

9.7   Übung 7: Blickwechsel – Fern und nah sehen – 61

9.8   Übung 8: Die 20–20-Regel – Alle 20 min 20 s pausieren und in die Ferne sehen – 62

9.9   Übung 9: Kurze Entspannung – Augen palmieren und blinzeln – 63

9.10   Übung 10: Schildkröte – Oberkörper, Kopf und Arme nach vorn beugen – 65

Literatur – 66

Ergänzende Information
Die elektronische Version dieses Kapitels enthält Zusatzmaterial, auf das über folgenden Link zugegriffen werden kann ▶ https://doi.org/10.1007/978-3-662-68434-4_9.

I. Kollak, *Ganzheitliches Training für die Augen*,
https://doi.org/10.1007/978-3-662-68434-4_9

Das neunte Kapitel antwortet auf folgende Fragen:
- Gegen welche Augenbeschwerden helfen die Übungen im Sitz?
- Wie sehen Augenübungen aus, die Hals- Schulter- und Armmuskulatur einbeziehen?
- Für wen sind diese Augenübungen geeignet?
- Welche Variationen der Haltungen und Bewegungen gibt es, um möglichst vielen Patientinnen und Patienten das Üben zu ermöglichen?
- Worauf ist zu achten und wie werden diese Übungen richtig durchgeführt?
- Wann ist besondere Vorsicht geboten?
- Was wird zum Üben benötigt?
- Welche Wirkungen können beobachtet werden?

9.1 Übung 1: Kleine Geste – Augen-Schulter-Arm-Aktivierung

Diese sanfte Übung eignet sich sehr gut, um die Augenmuskulatur im Zusammenspiel der sie umgebenden Hals-, Schulter- und Armmuskeln wahrzunehmen und zu trainieren. Die Übung bietet einen langsamen Einstieg in das Augen- und Körpertraining, bei einer gut spürbaren Aktivierung. Sie konnte darum auch erfolgreich in ein Übungsprogramm für Frauen nach Brustkrebsoperationen eingesetzt werden (Kollak 2021).

9

- **Hinweis**

Um die beteiligten Muskeln zu dehnen und zu beugen, ist es erforderlich, die Hände während aller Bewegungen nicht aus dem Blick zu lassen und dabei den Kopf zu beugen und zu drehen. Die Übung ist zu beiden Seiten mehrmals zu wiederholen, bis eine fließende Bewegung entsteht, bei der die Aktivität aller beteiligter Muskeln spürbar wird – von den Augenmuskeln, über die Hals- und Schultermuskeln bis hin zu den Arm- und Fingermuskeln.

- **Übungsablauf**
- In eine bequeme und aufrechte Sitzhaltung kommen. Die Wirbelsäule vom Steißbein bis zum Nacken strecken, Schultern entspannt nach unten sinken lassen und die Unterarme und Hände auf den Oberschenkeln ablegen (Foto 1). Das ganze Gesicht entspannen, Zunge vom Gaumen lösen.

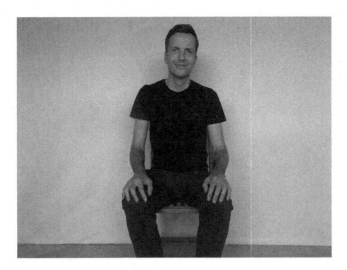

Foto 1 Kleine Geste. Hände ablegen

- Mit einer gleichmäßigen und vollständigen Einatmung durch die Nase die Aufmerksamkeit auf eine Hand legen. Auf die Hand fixiert bleiben und den Arm seitlich auf Augenhöhe anheben. In die Handinnenfläche wie in einen Spiegel sehen (Foto 2).
- Mit einer gleichmäßigen und vollständigen Ausatmung durch die Nase die Hand in einer gleichmäßigen Bewegung zur gegenüberliegenden Schulter bewegen. Der Blick verfolgt weiterhin die Bewegung, bis die Hand auf der Schulter ruht (Foto 3).
- Mit einer gleichmäßigen und vollständigen Einatmung durch die Nase die Hand zurückführen und dazu zuerst den Arm wieder seitlich auf Augenhöhe strecken und erneut in die Handinnenfläche wie in einen Spiegel schauen.
- Mit einer gleichmäßigen und vollständigen Ausatmung durch die Nase den Arm weiter absenken bis die Hand wieder in der Ausgangshaltung ruht.
- Die Übung bei gleichmäßiger und vollständiger Atmung mehrmals wiederholen.
- Dann in einer kurzen Pause beide Arme und Hände ablegen, nachspüren und sich Unterschiede in der Wahrnehmung des rechten und linken Auges, der rechten und linken Schulter, des rechten und linken Arms bewusst machen.
- Anschließend die Übung zur anderen Seite fortsetzen und mehrmals wiederholen.
- Zuletzt in der Ausgangshaltung die Wirkungen der Übung wahrnehmen. Die Augen schließen, wenn es angenehm ist.

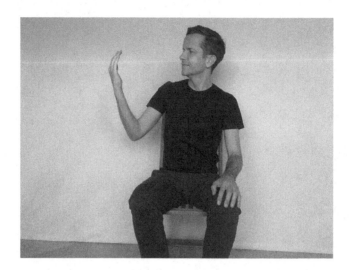

Foto 2 Kleine Geste. In die Handinnenfläche sehen

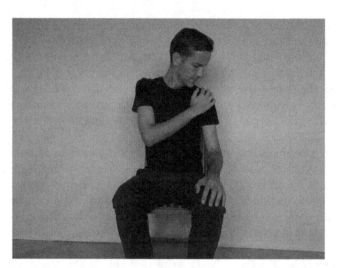

Foto 3 Kleine Geste. Auf die ruhende Hand sehen

9.2 Übung 2: Zurücklehnen – Körper strecken, fern und nah sehen

Die folgende Übung ist einfach durchführbar und aktiviert mit wenig Aufwand den ganzen Körper und sorgt gleichzeitig für einen Blickwechsel. Das Zurücklehnen und Strecken der Beine bietet eine Änderung der aufrechten Sitzhaltung und eine körperliche Lockerung. Das gleichzeitige Sehen in die Ferne, das durch ein kurzes Fokussieren der Hände unterbrochen wird, regt die Augenakkommodation an.

Nicht zuletzt wird eine gleichmäßige Atmung gefördert, die bewusst die Bewegung leitet und trägt.

- **Hinweis**

Die Bewegung der Arme langsam und fließend durchführen und kurz in die Handflächen wie in einen Spiegel sehen. Wenn die Hände den Blick durchstreifen, kurz auf das Sehen in der Nähe konzentrieren. Den Blick wieder lösen und in die Ferne zu schauen, wenn die Hände das Gesichtsfeld verlassen.

- **Übungsablauf**
— In eine bequeme und aufrechte Sitzhaltung kommen. Die Wirbelsäule vom Steißbein bis zum Nacken strecken, Schultern entspannt nach unten sinken lassen und die Arme und Hände mit der Innenseite nach unten auf den Oberschenkeln ablegen. Die Augen und das ganze Gesicht entspannen, Zunge vom Gaumen lösen.
— Mit einer gleichmäßigen und vollständigen Einatmung durch die Nase nach hinten lehnen, die Hände mit verschränkten Fingern hinter den Kopf legen, die Beine strecken und in die Ferne sehen (Foto 4).
— Mit einer gleichmäßigen und vollständigen Ausatmung durch die Nase langsam die verschränkten Hände vor dem Körper absenken bis sie im Schoß liegen. In die Handinnenflächen sehen, wenn diese auf ihrem Weg nach unten durch das Gesichtsfeld kommen (Foto 5).
— Mit einer gleichmäßigen und vollständigen Einatmung durch die Nase die verschränkten Hände vor dem Körper anheben bis sie wieder hinter dem Kopf abgelegt sind. In die Handinnenflächen sehen, wenn diese auf ihrem Weg nach oben durch das Gesichtsfeld kommen.
— Die Arme mehrmals vor dem Körper absenken und wieder anheben.
— Zuletzt in der Ausgangshaltung die Wirkungen der Übung wahrnehmen. Die Augen schließen, wenn es angenehm ist.

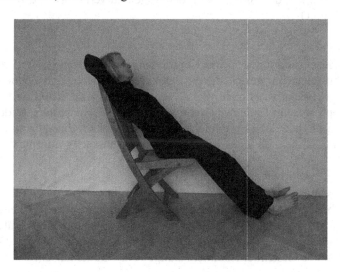

Foto 4 Zurücklehnen. Hände hinter dem Kopf verschränkt

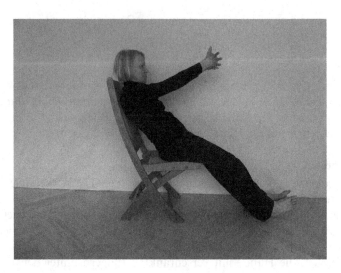

Foto 5 Zurücklehnen. Hände auf dem Weg nach unten kurz ansehen.

9.3 Übung 3: Kopf rotieren – Kopf drehen und über die Schulter sehen

Die Rotation des Kopfes steht im Mittelpunkt dieser Übung. Da Augen- und Halsmuskulatur in enger Verbindung stehen, ist es hilfreich, ein genaues Gespür für das Zusammenwirken der Gelenke, Muskeln und Sehnen beim Drehen des Kopfes wahrzunehmen. Einschränkungen der Kopfrotation schränken auch die Sicht ein. Anders herum bedeutet das, den Bewegungsradius des Kopfes zu vergrößern, heißt auch, den Sichtbereich der Augen zu vergrößern (z. B. beim Blick über die Schulter).

- **Hinweis**

Bewegungseinschränkungen beim Kopfdrehen wahrzunehmen und zu lokalisieren, ist hilfreich, um gezielt diesen Bereich mobilisieren und dehnen und die Blockaden beseitigen zu können. Bei dieser Übung auf die Rotation fokussieren und den Kopf bis zum Ende der Drehung auf einer Ebene halten. Anders ausgedrückt: Beim Drehen des Kopfes nicht gleichzeitig nicken. Eine korrekte Drehung ist daran zu erkennen, dass das Kinn auf einer Ebene bleibt und nicht abgesenkt wird.

- **Übungsablauf**
- In eine bequeme und aufrechte Sitzhaltung kommen. Die Wirbelsäule vom Steißbein bis zum Nacken strecken, Schultern entspannt nach unten sinken lassen und die Arme und Hände auf den Oberschenkeln ablegen. Die Augen und das ganze Gesicht entspannen, Zunge vom Gaumen lösen.

- Mit einer gleichmäßigen und vollständigen Einatmung durch die Nase den Kopf zu einer Seite drehen. Das Kinn bleibt bei der Drehung des Kopfes parallel zum Boden ausgerichtet – nicht nicken (Foto 6).
- Mit einer gleichmäßigen und vollständigen Ausatmung durch die Nase den Kopf senken und über die Schulter blicken (Foto 7).
- Mit einer gleichmäßigen und vollständigen Einatmung durch die Nase den Kopf wieder anheben.
- Mit einer gleichmäßigen und vollständigen Ausatmung durch die Nase den Kopf wieder zur Mitte drehen.
- Bei einer gleichmäßigen und vollständigen Atmung durch die Nase die Übung zu dieser Seite mehrmals wiederholen.
- Dann in einer kurzen Pause nachspüren und sich Unterschiede in der Wahrnehmung des rechten und linken Auges, der rechten und linken Schulter, des rechten und linken Arms bewusst machen.
- Anschließend die Übung mit einer Drehung zur anderen Seite fortsetzen und mehrmals wiederholen.
- Zuletzt in der Ausgangshaltung die Wirkungen der Übung wahrnehmen. Die Augen schließen, wenn es angenehm ist.

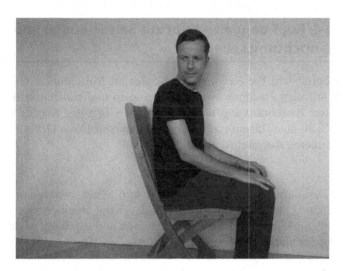

Foto 6 Kopf rotieren

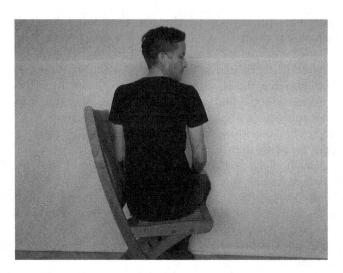

Foto 7 Kopf rotieren. Über die Schulter blicken

9

9.4 Übung 4: Kopf beugen – Kopf zur Seite beugen und in Gegenrichtung sehen

Bei dieser Übung steht die Neigung des Kopfes im Mittelpunkt. Die Aufmerksamkeit liegt auf dem Zusammenwirken der Augen- und Halsmuskeln beim Beugen des Kopfes. Einschränkungen der Neigungsfreiheit des Kopfes wirken sich auch auf die Sicht aus. Darum trainiert die Übung sowohl die Dehnung der Hals- als auch der äußeren Augenmuskulatur.

■ **Hinweis**

Um die das Zusammenspiel des Kopfneigens und Sehens wahrnehmen zu können, ist bei dieser Übung darauf zu achten, den Kopf in einer festen Achsrichtung von rechts nach links und zurück zu bewegen und den Kopf nicht gleichzeitig nach vorn oder hinten zu neigen.

■ **Übungsablauf**

— In eine bequeme und aufrechte Sitzhaltung kommen. Die Wirbelsäule vom Steißbein bis zum Nacken strecken, Schultern entspannt nach unten sinken lassen und die Arme und Hände auf den Oberschenkeln ablegen. Die Augen und das ganze Gesicht entspannen, Zunge vom Gaumen lösen.

— Mit einer gleichmäßigen und vollständigen Einatmung durch die Nase den Kopf zu einer Seite neigen (Ohr in Richtung Schulter absenken) und hoch zur Zimmerdecke sehen (Foto 8).

9.5 · Übung 5: Kopf zurückneigen – Kopf nach hinten neigen und ...

57

9

- Mit einer gleichmäßigen und vollständigen Ausatmung durch die Nase den Kopf wieder aufrichten und nach vorn sehen.
- Bei einer gleichmäßigen und vollständigen Atmung durch die Nase die Übung zu dieser Seite mehrmals wiederholen.
- Dann in einer kurzen Pause nachspüren und sich Unterschiede in der Wahrnehmung des rechten und linken Auges, der rechten und linken Schulter, des rechten und linken Arms bewusst machen.
- Anschließend die Übung mit einer Neigung zur anderen Seite fortsetzen und mehrmals wiederholen.
- Zuletzt in der Ausgangshaltung die Wirkungen der Übung wahrnehmen. Die Augen schließen, wenn es angenehm ist.

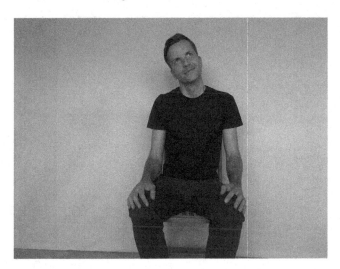

Foto 8 Kopf beugen. In Gegenrichtung sehen

9.5 Übung 5: Kopf zurückneigen – Kopf nach hinten neigen und in die Ferne sehen

Diese Übung versteht sich als Ausgleich für die im Alltag vorherrschende Neigung des Kopfes nach vorn, um z. B. die Arbeit der Hände zu kontrollieren, zu lesen, in ein Papier oder ein Handy zu schauen usw. Oft folgen die Schultern sowie Hals- und Brustwirbelsäule unbewusst der Bewegung nach vorn. Um weiterhin z. B. in den Bildschirm sehen zu können, wird zusätzlich der Kopf nach vorn gestreckt und leicht rückwärts geneigt. Auf Dauer kommt es zu der sogenannte Geierhaltung: der Kopf ist vorgestreckt und der Rücken rund. In dieser Fehlhaltung können sich die Muskeln und Bänder verhärten, die Nerven und Gefäße werden nicht mehr ausreichend versorgt. Häufig lassen sich Augen- und Kopfschmerzen sowie Konzentrationsschwäche auf diese Fehlhaltung zurückführen.

Hinweis

Beim Üben darauf achten, den Kopf in fester Achsrichtung nach hinten zu bewegen und den Kopf nicht gleichzeitig seitlich zu neigen.

— Mit einer gleichmäßigen und vollständigen Einatmung durch die Nase den Kopf nach hinten beugen und den Blick zur Decke richten und nicht mehr fokussieren (Foto 9). Schultern entspannt lassen.

— Mit einer gleichmäßigen und vollständigen Einatmung durch die Nase den Kopf wieder aufrichten.

— Die Übung mehrmals wiederholen.

— Zuletzt in der Ausgangshaltung die Wirkungen der Übung wahrnehmen. Die Augen schließen, wenn es angenehm ist.

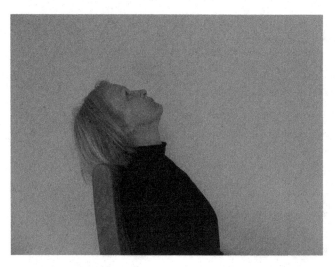

Foto 9 Kopf zurückneigen. In die Ferne schauen

9.6 Übung 6: Liegende Acht – Entlang der Gesichtsränder sehen

Bei dieser Übung geht der Blick aufmerksam entlang der Grenzen des Gesichtsfelds. Es zeigt sich, wie klar die Sicht an den Rändern des Sehbereichs ist. Ziel der Übung ist, das klare Sehen zu stärken und zu verbessern und das Gesichtsfeld zu erweitern. Die Daumen beschreiben dazu Kreise an den Rändern des Gesichtsfelds.

Hinweis

Damit bei dieser Übung die Augenmuskeln trainiert werden, ist darauf zu achten, dass der Kopf in fester Position gehalten und nicht bewegt wird.

- **Übungsablauf**
- In eine bequeme und aufrechte Sitzhaltung kommen. Die Wirbelsäule vom Steißbein bis zum Nacken strecken, Schultern entspannt nach unten sinken lassen und die Arme und Hände auf den Oberschenkeln ablegen. Die Augen und das ganze Gesicht entspannen, Zunge vom Gaumen lösen.
- Mit einer Hand eine Faust bilden und den Daumen der geballten Hand am ausgestreckten Arm auf Sichthöhe anheben (Foto 10).

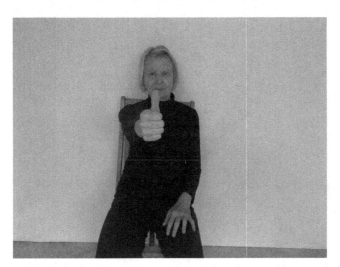

Foto 10 Liegende Acht. Auf den Daumen in Augenhöhe schauen

- **Übungsablauf**
- In eine bequeme und aufrechte Sitzhaltung kommen. Die Wirbelsäule vom Steißbein bis zum Nacken strecken, Schultern entspannt nach unten sinken lassen und die Unterarme und Hände auf den Oberschenkeln ablegen (Foto 1). Das ganze Gesicht entspannen, Zunge vom Gaumen lösen.
- Mit einer gleichmäßigen und vollständigen Einatmung durch die Nase den Daumennagel mit den Augen fixieren. Die Hand wandert nun hoch bis zum oberen Punkt (Foto 11) des Gesichtsfelds, geht im Kreis entlang des oberen Gesichtsfeldrands und dann weiter bis zum Sichtrand auf der Seite des aktiven Arms (Foto 12).
- Mit einer gleichmäßigen und vollständigen Ausatmung durch die Nase den aktiven Arm weiter abwärts im Kreis bewegen und entlang des unteren Gesichtsfeldrands führen bis der Daumennagel wieder vor dem Körper auf Augenhöhe im Blickfeld ist.
- Bei einer gleichmäßigen und vollständigen Atmung durch die Nase die Übung zu dieser Seite mehrmals wiederholen.

- Dann in einer kurzen Pause nachspüren und sich Unterschiede in der Wahrnehmung des rechten und linken Auges, der rechten und linken Schulter, des rechten und linken Arms bewusst machen.
- Anschließend die Übung mit der anderen Hand zur anderen Seite fortsetzen und mehrmals wiederholen.
- Zuletzt in der Ausgangshaltung die Wirkungen der Übung wahrnehmen. Die Augen schließen, wenn es angenehm ist.

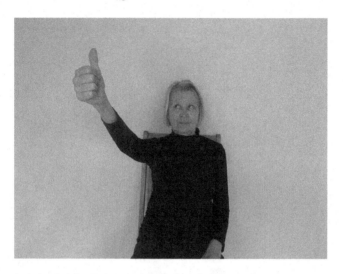

Foto 11 Liegende Acht. Auf den Daumen schauen, der nach oben kreist

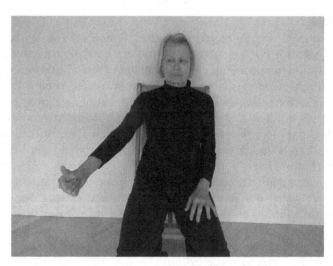

Foto 12 Liegende Acht. Auf den Daumen schauen, der nach unten kreist

9.7 Übung 7: Blickwechsel – Fern und nah sehen

Das genaue Betrachten unterschiedlich weit entfernter Ziele fördert die Augenmuskulatur durch die wechselnde Muskelspannung (Akkommodation). Die Augeninnenmuskeln wechseln zwischen Anspannung und Entspannung. Dieser Wechsel der Muskeldehnung gleicht eine einseitige Belastung der Augenmuskeln und beugt einer Altersweitsichtigkeit vor.

- **Hinweis**

Den jeweils aktiven Arm durch den anderen Arm stützen. Der aktive Arm kann auch auf einer erhöhten Fläche (wie z. B. den Bildschirmrand) abgelegt werden, um die Armmuskulatur zu entspannen.

- **Übungsablauf**
- In eine bequeme und aufrechte Sitzhaltung kommen. Die Wirbelsäule vom Steißbein bis zum Nacken strecken, Schultern entspannt nach unten sinken lassen und die Arme und Hände auf den Oberschenkeln ablegen. Die Augen und das ganze Gesicht entspannen, Zunge vom Gaumen lösen.
- Mit einer Hand eine Faust machen, den Daumen aufrichten.
- Mit einer gleichmäßigen und vollständigen Einatmung durch die Nase den aktiven Arm auf Augenhöhe ausstrecken, den Daumennagel mit den Augen fixieren.
- Mit einer gleichmäßigen und vollständigen Ausatmung durch die Nase beide Schultern erneut nach unten sinken lassen.
- Mit einer gleichmäßigen und vollständigen Einatmung durch die Nase den Blick auf die Nasenspitze richten, dann auf den Daumennagel und danach auf einen Gegenstand, der in möglichst weiter Entfernung liegt (Foto 13).
- Mit einer gleichmäßigen und vollständigen Ausatmung durch die Nase den Blick wieder in gleicher Weise vom Gegenstand in der Ferne, auf den Daumennagel und zurück auf die Nasenspitze richten.
- Bei einer gleichmäßigen und vollständigen Atmung durch die Nase die Übung mit diesem Arm mehrmals wiederholen.
- Dann in einer kurzen Pause nachspüren und sich Unterschiede in der Wahrnehmung des rechten und linken Auges, der rechten und linken Schulter, des rechten und linken Arms bewusst machen.
- Anschließend die Übung mit dem anderen Arm fortsetzen und mehrmals wiederholen.
- Zuletzt in der Ausgangshaltung die Wirkungen der Übung wahrnehmen. Die Augen schließen, wenn es angenehm ist.

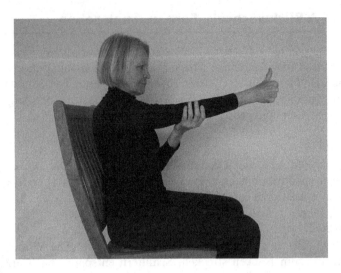

Foto 13 Blickwechsel. Auf Nasenspitze, Daumennagel und in die Ferne sehen

9

9.8 Übung 8: Die 20–20-Regel – Alle 20 min 20 s pausieren und in die Ferne sehen

Diese Übung wurde zuerst im englischsprachigen Raum vorgestellt und untersucht. Da ist sie unter dem Namen 20-20-20-Rule bekannt. Gemein ist, alle 20 min die Bildschirmarbeit 20 s lang zu unterbrechen und ein Gegenstand in 20 Fuß Entfernung anzusehen. Die nicht-metrische Abstandsangabe von 20 Fuß erlaubt keine glatte Übersetzung, denn 20 Fuß sind etwas mehr als sechs Meter. Das englischsprachige Original zielt allerdings nicht auf den genauen Abstand von 20 Fuß oder sechs Meter ab, sondern motiviert dazu, ein längeres Fokussieren im Nahbereich durch die Betrachtung eines Gegenstands in möglichst weiter Entfernung zu unterbrechen. Der Blick ins Weite ist in Büros, Bibliotheken oder Wohnungen sowieso objektiv begrenzt. Es geht also um einen Wechsel zwischen dem Sehen im Nahbereich und dem Sehen in der Ferne. Die Übung wird in der Fachliteratur oft genannt und in der Praxis häufig genutzt. In der Forschung sind die Ergebnisse widersprüchlich (Johnson and Rosenfield 2023) und (Talens-Estarelles et al. 2023). Die beiden Untersuchungen und ihre Ergebnisse sind im ► Kap. 6 ausführlich besprochen.

- **Hinweis**

Entweder einen Timer am Handy oder Computer einstellen, der alle 20 min ein Pausenzeichen schickt. Wer sich lieber auf die innere Uhr verlassen möchte, kann eine Notiz am Bildschirm anbringen oder jedes Üben mit einem Strich (H̶H̶ III usw.) kurz auflisten.

- **Übungsablauf**
- Die Tätigkeit alle 20 min unterbrechen.
- Mit einer gleichmäßigen und vollständigen Einatmung durch die Nase die Wirbelsäule vom Steißbein bis zum Nacken strecken.
- Mit einer gleichmäßigen und vollständigen Ausatmung durch die Nase die Schultern entspannt nach unten sinken lassen und die Arme und Hände auf den Oberschenkeln ablegen. Die Augen und das ganze Gesicht entspannen, Zunge vom Gaumen lösen.
- Bei gleichmäßiger Atmung 20 s lang einem Gegenstand in möglichst großer Entfernung ansehen (Foto 14).
- Zuletzt in der Ausgangshaltung die Wirkungen der Übung wahrnehmen. Die Augen schließen, wenn es angenehm ist.

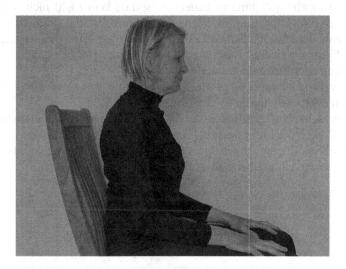

Foto 14 Die 20-20-Regel. Pausieren und in die Ferne sehen

9.9 Übung 9: Kurze Entspannung – Augen palmieren und blinzeln

Die Augen mit den erwärmten Handtellern zu bedecken (palmieren) oder sie zu beHANDeln (Schoefer-Happ LU 2001), entspannt die Augenmuskulatur. Als Pause während des Arbeitens am Computer schafft die Übung einen entspannenden Ausgleich. Um die Augen zu befeuchten und den Lidschlag zu beleben, endet die Übung mit einem zunächst schnellen und dann langsamer werdenden Blinzeln.

■ **Hinweis**

Auch mehrere, fordernde Augenübungen können mit dieser Übung abgeschlossen werden. Mit möglichst sauberen Händen üben.

■ **Übungsablauf**

— In eine bequeme und aufrechte Sitzhaltung kommen. Die Wirbelsäule vom Steißbein bis zum Nacken strecken, Schultern entspannt nach unten sinken lassen und die Arme und Hände auf den Oberschenkeln ablegen. Die Augen und das ganze Gesicht entspannen, Zunge vom Gaumen lösen.

— Gleichmäßig durch die Nase ein- und ausatmen.

— Zuerst die Handflächen kräftig aneinander reiben, bis sie warm sind (Foto 15).

— Die Augen mit den erwärmten Handinnenflächen abdecken und darauf achten, die Augenhöhlen ganz zu bedecken, sodass kein Licht mehr einfällt und die Augen völlig entspannt im Warmen und Dunklen sind (Foto 16).

— Die Wärme der Handflächen auf den geschlossenen Augen wahrnehmen.

— In der Haltung bleiben, bis die warme Wirkung der Hände nachlässt.

— Die Übung nach Belieben wiederholen.

— Nach der Entspannung die Augenlider weiterhin geschlossen halten und die Hände in den Schoß legen.

— Dann im schnellen Rhythmus die Augen öffnen und schließen (blinzeln). Nach und nach die Lidbewegung immer langsamer werden lassen.

— Zuletzt mit geöffneten Augen wieder in die Ausgangshaltung kommen und die Wirkungen der Übung bewusst wahrnehmen.

9

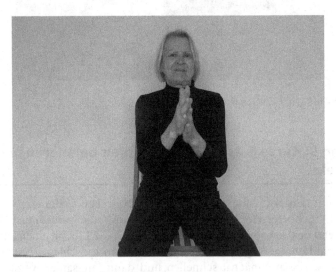

Foto 15 Kurze Entspannung. Handinnenflächen erwärmen

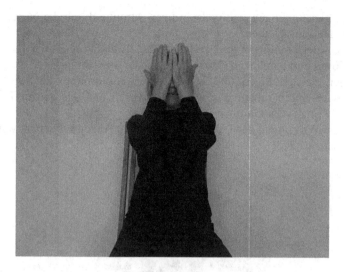

Foto 16 Kurze Entspannung. Augen abdunkeln (palmieren)

9.10 Übung 10: Schildkröte – Oberkörper, Kopf und Arme nach vorn beugen

Bei dieser Übung handelt es sich um eine Umkehrübung. Das heißt, der Kreislauf wird „auf den Kopf" gestellt. Bei Üben wird der Blutfluss durch eine Vorbeuge des Oberkörpers verstärkt in Richtung Oberkörper und Kopf und obere Extremitäten gelenkt. In diesem Bereich wächst der Druck auf die Gefäße, die sich zum Ausgleich verengen. Die Durchblutung in den vorgebeugten Anteilen wird forciert, die Gelenke der Wirbelsäule und der Schultern aktiviert, die Muskeln des Rückens und der Arme gedehnt und die Elastizität der Gefäße – vor allem vom Herz aufwärts zum Kopf und in die Arme – gefordert.

- **Hinweis**

Bei Bluthochdruck und erhöhtem Augeninnendruck muss auf diese Übung verzichtet werden.

- **Übungsablauf**
- In eine bequeme und aufrechte Sitzhaltung kommen.
- Mit einer gleichmäßigen und vollständigen Einatmung durch die Nase die Wirbelsäule vom Steißbein bis zum Nacken strecken.
- Mit einer gleichmäßigen und vollständigen Ausatmung durch die Nase den ganzen Oberkörper aus den Hüftgelenken heraus nach vorn beugen, Kopf und Schultern entspannt nach unten sinken lassen, Gesicht entspannen und mit den Armen die Unterschenkel umfassen (Foto 17).
- Die Augen schließen, wenn es angenehm ist

- Bei einer gleichmäßigen und vollständigen Atmung durch die Nase eine Weile in dieser Haltung bleiben.
- Mit einer gleichmäßigen und vollständigen Einatmung durch die Nase die Hände lösen und en ganzen Oberkörper wieder aufrichten.
- Mit einer gleichmäßigen und vollständigen Ausatmung die Schultern entspannt nach unten sinken lassen und die Augen und das ganze Gesicht entspannen, Zunge vom Gaumen lösen.
- Zuletzt die Wirkungen der Übung wahrnehmen. Augen schließen, wenn es angenehm ist.

9

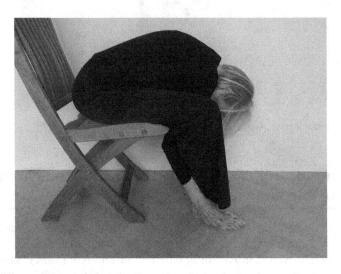

Foto 17 Schildkröte. Autotransfusion

Literatur

Kollak I (2021) Yoga bei Brustkrebs. Spezielle Übungen für Gesundheit und Rehabilitation. Heidelberg (Springer), S 67 und 68

Johnson S, Rosenfield M (2023Jan 1) 20–20–20 Rule: Are These Numbers Justified? Optom Vis Sci 100(1):52–56. ► https://doi.org/10.1097/OPX.0000000000001971. Epub 2022 Dec 6 PMID: 36473088

Schoefer-Happ LU (2001) Besser hören und sehen mit Qigong. München (Ehrenwirth), S 44

Talens-Estarelles C, Cerviño A, García-Lázaro S, Fogelton A, Sheppard A, Wolffsohn JS. The effects of breaks on digital eye strain, dry eye and binocular vision: Testing the 20–20–20 rule. Cont Lens Anterior Eye. 2023 Apr; 46(2):101744. ► https://doi.org/10.1016/j.clae.2022.101744. Epub 2022 Aug 11. PMID: 35963776. ► https://www.contactlensjournal.com/article/S1367-0484(22)00199-0/fulltext

Augenübungen im Stehen

Inhaltsverzeichnis

10.1   Übung 1: Elefant – Die Arme schwingen und hinterhersehen – 68

10.2   Übung 2: Seitenblick – Die Bewegung des Daumens mit den Augen verfolgen – 70

10.3   Übung 3: Fernglas – In die Ferne sehen – 72

10.4   Übung 4: Oberkörperrotation – Drehen und sehen – 73

10.5   Übung 5: Rotation mit Vorbeuge – Bewegungs- und Blickkoordination mit Schulung der Balance – 75

10.6   Übung 6: Dreieck – In Seitbeuge fern und nah sehen – 80

10.7   Übung 7: Seitbeuge – Rumpf zur Seite neigen und die Blickrichtung ändern – 83

10.8   Übung 8: Sternengucker – In Schrittstellung fern und nah sehen – 85

10.9   Übung 9: Kämpferin – Knie beugen, Arme strecken und fern und nah sehen – 88

Literatur – 90

Ergänzende Information
Die elektronische Version dieses Kapitels enthält Zusatzmaterial, auf das über folgenden Link zugegriffen werden kann ▶ https://doi.org/10.1007/978-3-662-68434-4_10.

Das zehnte Kapitel gibt Antworten auf folgende Fragen:
- Wie können Augenübungen im Stand in eine bestehende Bewegungspraxis eingeschlossen werden?
- Wie kann die Augenmuskulatur durch die umliegenden Muskelgruppen unterstützt werden? Welche Variationen gibt es zu den einzelnen Übungen, um einen sicheren Einstieg in diese anspruchsvollen Übungen zu finden?
- Warum die Wirkungen der Übungen besser ausfallen, wenn mit Vorsicht geübt wird?
- Worauf zu achten ist, um richtig zu üben?
- Welche Hilfsmittel benötigt werden?
- Was sich beim Üben beobachten lässt?

10.1 Übung 1: Elefant – Die Arme schwingen und hinterhersehen

Der Elefant versetzt auf spielerische Weise die übende Person vom Kopf bis zu den Füßen in Bewegung. Viele Gelenke – von den Gelenken der Halswirbelsäule, der Schultern und Armen, aber auch des Beckens und der Beine bis hinunter zu den Füßen – werden mobilisiert und die dazugehörigen Muskelgruppen gelockert. Die Blicke, die den Drehbewegungen folgen, wechseln ohne Anstrengung.

10

- **Hinweis**

Um die Arme möglichst locker lassen und passiv bewegen zu können, hilft es, sich eines Elefanten vorzustellen der seinen Rüssel schwenkt. Ein anderes Bild, das die Vorstellung von Schwerelosigkeit der Arme unterstützt, ist das einer Jacke, die lose über den Schultern getragen wird. Deren leere Ärmel hängen neben dem Körper herab und schwingen bei Bewegungen des Oberkörpers locker mit.

- **Übungsablauf**
- Die Füße am besten parallel und mehr als hüftgelenksweit voneinander entfernt aufstellen. Die Knie leicht beugen.
- Mit einer gleichmäßigen und vollständigen Einatmung durch die Nase die Wirbelsäule vom Steißbein bis zum Nacken strecken. Das Kinn in Richtung Brustbein neigen.
- Mit einer gleichmäßigen und vollständigen Ausatmung durch die Nase die Schultern entspannt nach unten sinken lassen. Die Arme seitlich vom Körper hängen lassen. Die Finger entspannen. Die Augen und das ganze Gesicht entspannen, Zunge vom Gaumen lösen (Foto 18).
- Bei gleichmäßiger und vollständiger Atmung durch die Nase zunächst den Oberkörper mit etwas Schwung abwechselnd nach rechts und links bewegen und die entspannt hängenden Arme mitschwingen lassen. Die Blickrichtung folgt jedem Schwung des Körpers (Foto 19).

- Langsam die Oberkörperschwünge größer werden lassen, bis sich nach einer ganzen Weile langsam die Fersen abwechselnd vom Boden lösen und sich die Armschwünge vergrößern.
- Bei einer gleichmäßigen und vollständigen Atmung durch die Nase die Übung mit großem Schwung eine Weile lang machen.
- Langsam die Oberkörperschwünge und die Bewegungen der Arme kleiner werden lassen, bis nach mehreren Bewegungen hin und her beide Fersen wieder auf dem Boden stehen die Arme seitlich locker neben dem Körper hängen.
- Zuletzt in der Ausgangshaltung die Wirkungen der Übung wahrnehmen. Die Augen schließen, wenn es angenehm ist.

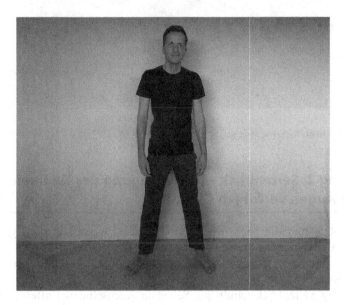

Foto 18 Elefant. Ausgangshaltung

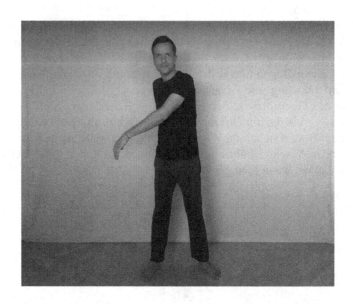

Foto 19 Elefant. Arme locker schwingen

10.2 Übung 2: Seitenblick – Die Bewegung des Daumens mit den Augen verfolgen

10

Der Seitenblick und die nächste Übung (Fernglas) werden in der dynamischen Relaxation als Konzentrationsübungen genutzt (Michaux 2022). Um sie als Augenübungen nutzen zu können, werden sie im Hinblick auf Bewegung und Atmung abgewandelt.

Die Übung Seitenblick schult das Sehen in wechselnden Entfernungen: vom Fokussieren des Daumens am Ende des gestreckten, seitlich gelagerten Arms bis hin zu einem Fokussieren in nächster Nähe zwischen den Augenbrauen. Dabei wird auch das Sehen an den Blickfeldrändern geschult. Um diese Ziele zu erreichen, werden die Bewegungen des Daumens mit den Blicken verfolgt. Die Atmung leitet und trägt die Armbewegungen. Die gleichmäßige und vollständige Ausatmung fördert die Entspannung.

- **Hinweis**

Die Bewegung des Daumens aufmerksam mit dem Blick verfolgen.

- **Übungsablauf**
- ▬ Die Füße am besten parallel und mehr als hüftgelenksweit voneinander entfernt aufstellen. Die Knie leicht beugen.
- ▬ Mit einer gleichmäßigen und vollständigen Einatmung durch die Nase die Wirbelsäule vom Steißbein bis zum Nacken strecken, den Kopf aufrichten, das Kinn in Richtung Brustbein neigen und nach vorn schauen.

- Mit einer gleichmäßigen und vollständigen Ausatmung durch die Nase die Schultern entspannt nach unten sinken lassen. Die Arme seitlich vom Körper hängen lassen. Die Finger entspannen. Die Augen und das ganze Gesicht entspannen, Zunge vom Gaumen lösen .
- Mit einer Hand eine Faust bilden und den Daumen nach oben aufstellen.
- Mit einer gleichmäßigen und vollständigen Einatmung durch die Nase den Daumen des aktiven Arms mit den Augen fixieren (Foto 20).
- Mit einer gleichmäßigen und vollständigen Ausatmung durch die Nase den gestreckten Arm beugen und den Daumen zu einem Punkt zwischen den Augenbrauen führen. Die Augen verfolgen die Bewegung bis sie hoch zum Daumen zwischen den Augenbrauen sehen (Foto 21).
- Bei einer gleichmäßigen und vollständigen Atmung durch die Nase die Übung eine Weile lang zu einer Seite wiederholen.
- Bei einer gleichmäßigen und vollständigen Atmung durch die Nase die Übung mit großem Schwung eine Weile lang machen.
- Dann in einer kurzen Pause mit locker hängenden Armen nachspüren und sich Unterschiede in der Wahrnehmung des rechten und linken Auges, der rechten und linken Schulter, des rechten und linken Arms bewusst machen.
- Anschließend die Übung zur anderen Seite fortsetzen und mehrmals wiederholen.
- Zuletzt in der Ausgangshaltung die Wirkungen der Übung wahrnehmen. Die Augen schließen, wenn es angenehm ist.

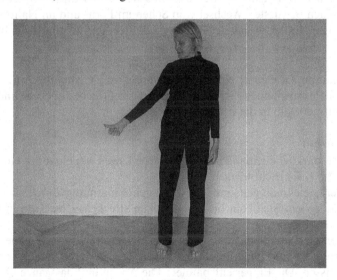

Foto 20 Seitenblick. Auf den Daumen neben dem Körper schauen

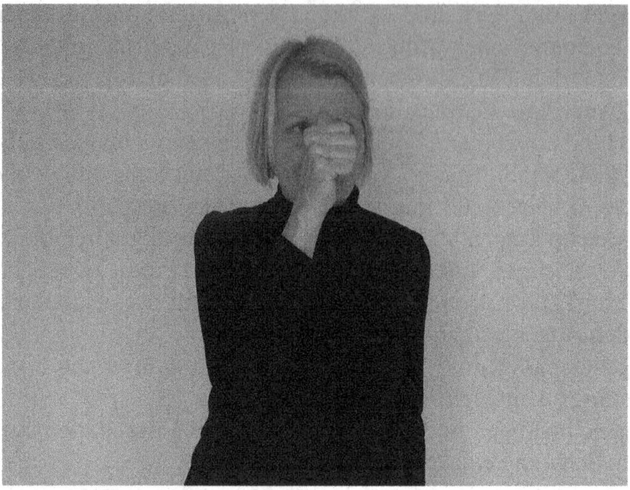

Foto 21 Seitenblick. Auf den Daumen zwischen den Augenbrauen schauen

10.3 Übung 3: Fernglas – In die Ferne sehen

10

Aus der Konzentrationsübung der dynamischen Relaxation wird eine Augenübung, die einen bewussten Wechsel vom Sehen im Fern- und im Nahbereich herbeiführt und zur Entspannung der Augen-, Schulter- und Armmuskeln dient.

- **Hinweis**
Um die genannte Ziele zu erreichen, die Atmung im gleichmäßigen Fluss halten, die Augenpartie entspannen, Schultern locker lassen (nicht anheben) und konzentriert und aufmerksam in die Ferne schauen.

- **Übungsablauf**
- Die Füße parallel zueinander und hüftgelenksweit voneinander entfernt aufstellen. Die Knie leicht beugen.
- Mit einer gleichmäßigen und vollständigen Einatmung durch die Nase die Wirbelsäule vom Steißbein bis zum Nacken strecken. Das Kinn in Richtung Brustbein neigen.
- Mit einer gleichmäßigen und vollständigen Ausatmung durch die Nase die Schultern entspannt nach unten sinken lassen. Die Arme seitlich vom Körper hängen lassen. Die Finger entspannen. Die Augen und das ganze Gesicht entspannen, Zunge vom Gaumen lösen.
- Dann mit einer gleichmäßigen und vollständigen Einatmung durch die Nase beide Arme anheben und die Hände zum Gesicht bringen, bis die Daumen unterhalb der Augen und die Zeige-, Mittel-, Ring- und kleinen Finger auf den Augenbrauen aufliegen (Foto 22).

- Dann mit einer gleichmäßigen und vollständigen Ausatmung durch die Nase noch einmal die Schultern entspannt sinken lassen.
- Bei gleichmäßiger und vollständiger Atmung durch die Nase in die Ferne sehen, wie durch ein Fernglas.
- Mit einer gleichmäßigen und vollständigen Ausatmung durch die Nase die Arme wieder absenken.
- Mit einer gleichmäßigen und vollständigen Einatmung durch die Nase die Wirbelsäule noch einmal vom Steißbein bis zum Nacken strecken.
- Zuletzt in der Ausgangshaltung die Wirkungen der Übung wahrnehmen. Die Augen schließen, wenn es angenehm ist.

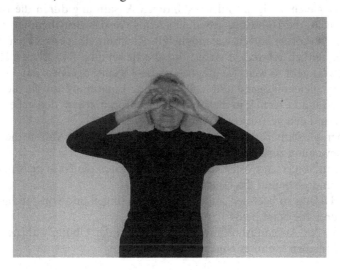

Foto 22 Fernglas. Durch die angelegten Hände in die Ferne schauen

10.4 Übung 4: Oberkörperrotation – Drehen und sehen

Bei dieser Übung wird die Wirbelsäule auf ihrer ganzen Länge gestreckt und gedreht. Dabei werden alle Zwischenwirbelgelenke mobilisiert und die Muskeln von Rücken, Hals und Armen gedehnt. Die Blickrichtung folgt den Bewegungen und trainiert die Akkommodation. Mit zunehmender Übungserfahrung zeigt sich, dass sich die Oberkörperrotation vergrößert und sich der Blickwinkel bei der Rückwärtsdrehung deutlich erweitert.

■ **Hinweis**

Um die Übung gelöst und trotzdem wirksam durchführen zu können, ist darauf zu achten, die Schultern zu entspannen und abzusenken und dabei die Arme auf Schulterhöhe zu bewegen.

■ **Übungsablauf**

— Die Füße am besten parallel zueinander und hüftgelenksweit voneinander entfernt aufstellen. Die Knie leicht beugen.

— Mit einer gleichmäßigen und vollständigen Einatmung durch die Nase die Wirbelsäule vom Steißbein bis zum Nacken strecken. Das Kinn in Richtung Brustbein neigen.

— Mit einer gleichmäßigen und vollständigen Ausatmung durch die Nase die Schultern entspannt nach unten sinken lassen.

— Mit einer gleichmäßigen und vollständigen Einatmung durch die Nase beide Arme seitlich auf Schulterniveau anheben (Foto. 23).

— Mit einer gleichmäßigen und vollständigen Ausatmung durch die Nase einen Arm beugen, die Hand des gebeugten Arms vor das Brustbein legen und den ganzen Oberkörper soweit wie möglich in Richtung des gestreckten Arms drehen. Der seitlich gestreckte Arm führt die Bewegung. Der Blick folgt der Bewegung und geht so weit wie möglich in diese Richtung(Foto. 24).

— Mit einer gleichmäßigen und vollständigen Einatmung durch die Nase die ganze Bewegung zurück in die Ausgangsposition machen, den gebeugten Arm strecken und den gestreckten Arm beugen.

— Mit einer gleichmäßigen und vollständigen Ausatmung durch die Nase die ganze Bewegung zur anderen Seite wiederholen.

— Bei gleichmäßiger und vollständiger Atmung durch die Nase mehrmals zu beiden Seiten drehen und die Übung wiederholen.

10 — Um die Übung zu beenden, mit einer gleichmäßigen und vollständigen Ausatmung durch die Nase beide Arme absenken.

— Zuletzt in der Ausgangshaltung die Wirkungen der Übung wahrnehmen. Die Augen schließen, wenn es angenehm ist.

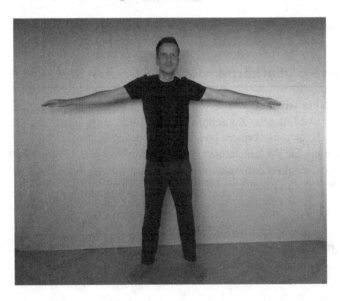

Foto 23 Oberkörperrotation. Ausgangshaltung

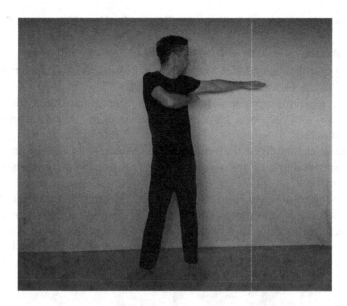

Foto 24 Oberkörperrotation. Einen Arm beugen, Oberkörper drehen und hinterhersehen

10.5 Übung 5: Rotation mit Vorbeuge – Bewegungs- und Blickkoordination mit Schulung der Balance

Die Vorbeuge wird auf drei Arten gezeigt. In ihrer ersten und ursprünglichen Form, wie sie im Yoga geübt wird, berühren die Hände den Boden, der Oberkörper ist vollständig aus der Hüfte heraus nach vorn gebeugt, die hintere Oberschenkelmuskulatur ist stark gedehnt (Kollak 2014) .

Da es im Zusammenhang mit den Augenübungen v. a. um die Koordination der Augen-, Hals- und Armmuskulatur geht, steht die Dehnung der Beinmuskulatur an zweiter Stelle. Wer also Probleme mit der starken Vorbeuge hat, kann, ohne die Wirkungen für die Augen zu vermindern, in der Variation üben, in der die Unterarme auf den Oberschenkeln abgelegt werden oder in der zuletzt gezeigten Variation im Sitzen. Die Sitzhaltung verzichtet ganz auf die Dehnung der Beinmuskeln bei fast gleichbleibender Wirkung für die Augen-, Hals- und Armmuskulatur. Sie ist geeignet, wenn ein hoher Blutdruck oder Augeninnendruck vorliegt. Ebenso kann sie leicht zwischendurch am Schreibtisch geübt werden. Der Gleichgewichtssinn wird in den drei Variationen unterschiedlich stark angesprochen. Dennoch wird er jedes Mal gefordert, wenn der Blick der Oberkörperdrehung und Armbewegung folgt und aus der Drehung weiter in die Höhe strebt.

- **Hinweis**

Die Variation 1 eignet sich, wenn weder ein erhöhter Blutdruck noch ein erhöhter Augeninnendruck vorliegt. Diese Übungsform fordert den Gleichgewichtssinn am stärksten heraus. Beim erstmaligen Üben ist es ideal, nicht sofort mit dieser, sondern der Variation 2 zu beginnen und zuerst das bestehende Gleichgewichtsgefühl und die vorhandene Beindehnung wahrzunehmen.

Variation 1: Vorbeuge mit Kontakt der Finger oder Handflächen zum Boden

■ Übungsablauf

— Die Füße parallel zueinander und mehr als hüftgelenksweit voneinander entfernt aufstellen. Die Knie leicht beugen.

— Mit einer gleichmäßigen und vollständigen Einatmung durch die Nase die
Wirbelsäule vom Steißbein bis zum Nacken strecken. Das Kinn in Richtung
Brustbein neigen.

— Mit einer gleichmäßigen und vollständigen Ausatmung durch die Nase den
Oberköper aus den Hüftgelenken heraus vorbeugen, bis die Fingerspitzen den
Boden berühren.

— Mit einer gleichmäßigen und vollständigen Einatmung durch die Nase die
ganze Wirbelsäule strecken und den Körper in eine Richtung rotieren.

— Der untere Arm bleibt in Kontakt mit dem Boden, der obere Arm wird in
Richtung der Zimmerdecke gestreckt. Die Augen sehen dem nach oben gestreckten Arm entlang und über die Hand hinaus zur Zimmerdecke (Foto 25).

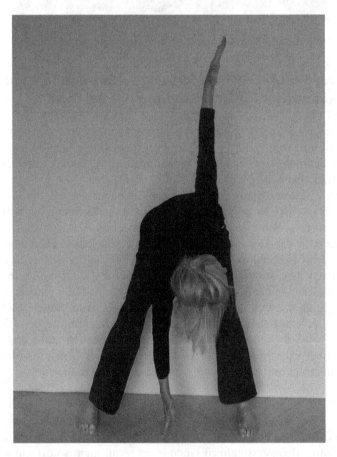

Foto 25 Rotation in ganzer Vorbeuge. Zur oberen Hand schauen

- Mit einer gleichmäßigen und vollständigen Ausatmung durch die Nase den Körper und den oberen Arm zurückdrehen, bis beide Hände wieder Kontakt zum Boden haben.
- Mit einer gleichmäßigen und vollständigen Einatmung durch die Nase die ganze Wirbelsäule strecken und den Körper in die andere Richtung rotieren und die Übung zur anderen Seite fortsetzen.
- Bei einer gleichmäßigen und vollständigen Atmung durch die Nase die Übung eine Weile lang zu beiden Seiten fortsetzen.
- Mit einer gleichmäßigen und vollständigen Einatmung durch die Nase den Körper wieder aufrichten.
- Mit einer gleichmäßigen und vollständigen Ausatmung durch die Nase die Arme absenken, Schultern und Gesicht entspannen, die Zunge vom Gaumen lösen.
- Zuletzt in der Ausgangshaltung die Wirkungen der Übung wahrnehmen. Die Augen schließen, wenn es angenehm ist.

- **Variation 2: Vorbeuge mit den Unterarmen auf den Oberschenkeln abgelegt**
Die Übung folgt dem soeben beschriebenen Ablauf. Allerdings erfolgt die Vorbeuge weniger stark, weil die Unterarme auf den Oberschenkeln abgelegt werden.

- **Übungsablauf**
- Die Füße parallel zueinander und mehr als hüftgelenksweit voneinander entfernt aufstellen. Die Knie leicht beugen.
- Mit einer gleichmäßigen und vollständigen Einatmung durch die Nase die Wirbelsäule vom Steißbein bis zum Nacken strecken. Das Kinn in Richtung Brustbein neigen. Mit einer gleichmäßigen und vollständigen Ausatmung durch die Nase den Oberköper aus den Hüftgelenken heraus vorbeugen, bis die Unterarme auf den Oberschenkeln ruhen.
- Mit einer gleichmäßigen und vollständigen Einatmung durch die Nase die ganze Wirbelsäule strecken und den Körper in eine Richtung rotieren.
- Der untere Arm bleibt in Kontakt mit dem Oberschenkel, der obere Arm wird in Richtung der Zimmerdecke gestreckt. Die Augen sehen dem nach oben gestreckten Arm entlang und über die Hand hinaus zur Zimmerdecke (Foto. 26).

10

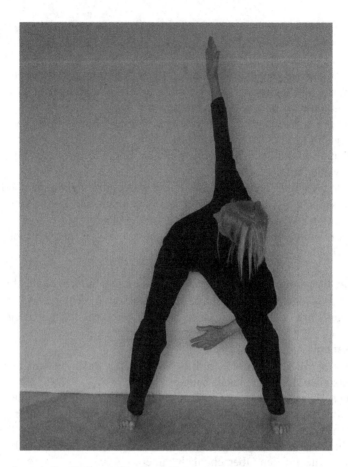

Foto 26 Rotation in halber Vorbeuge. Zur oberen Hand schauen

- Mit einer gleichmäßigen und vollständigen Ausatmung durch die Nase den Körper und den oberen Arm zurückdrehen, bis beide Unterarme wieder auf den Oberschenkeln ruhen.
- Mit einer gleichmäßigen und vollständigen Einatmung durch die Nase die ganze Wirbelsäule strecken und den Körper in die andere Richtung rotieren und die Übung zur anderen Seite fortsetzen.
- Bei einer gleichmäßigen und vollständigen Atmung durch die Nase die Übung eine Weile lang zu beiden Seiten fortsetzen
- Mit einer gleichmäßigen und vollständigen Einatmung durch die Nase den Körper wieder aufrichten.
- Mit einer gleichmäßigen und vollständigen Ausatmung durch die Nase die Arme absenken, Schultern und Gesicht entspannen, die Zunge vom Gaumen lösen.
- Zuletzt in der Ausgangshaltung die Wirkungen der Übung wahrnehmen. Die Augen schließen, wenn es angenehm ist.

- **Variation 3: Rotation aus dem Sitz**

Diese Variante erfordert weniger Balance. Die Koordination von Rotationsbewegung und Blickverfolgung bleibt erhalten. Auch der Gleichgewichtssinn wird angesprochen, wenn der Kopf gedreht wird und der Blick in die Höhe gerichtet ist.

- **Übungsablauf**
- In eine bequeme und aufrechte Sitzhaltung kommen.
- Mit einer gleichmäßigen und vollständigen Einatmung durch die Nase die Wirbelsäule vom Steißbein bis zum Nacken strecken.
- Mit einer gleichmäßigen und vollständigen Ausatmung durch die Nase die Schultern entspannt nach unten sinken lassen und beide Hände mit den Handflächen aufeinander gelegt auf einem Knie ablegen (Foto. 27).
- Mit einer gleichmäßigen und vollständigen Einatmung durch die Nase die ganze Wirbelsäule strecken und den Körper in eine Richtung rotieren.
- Die untere Hand bleibt auf dem Knie, der obere Arm wird in Richtung der Zimmerdecke gestreckt. Die Augen sehen dem nach oben gestreckten Arm entlang und über die Hand hinaus zur Zimmerdecke (Foto 28).
- Mit einer gleichmäßigen und vollständigen Ausatmung durch die Nase den Körper und oberen Arm zurückdrehen, beide Hände wieder auf den Oberschenkeln ablegen.
- Bei einer gleichmäßigen und vollständigen Atmung durch die Nase die Übung zu einer Seite mehrmals wiederholen.
- Dann in einer kurzen Pause nachspüren und sich Unterschiede in der Wahrnehmung des rechten und linken Auges, der rechten und linken Schulter, des rechten und linken Arms bewusst machen.
- Anschließend die Übung zur anderen Seite fortsetzen und mehrmals wiederholen.
- Zuletzt wieder in die Ausgangshaltung gehen und die Wirkungen der Übung wahrnehmen. Die Augen schließen, wenn es angenehm ist.

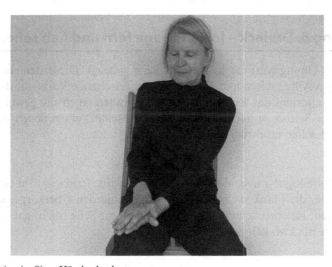

Foto 27 Rotation im Sitz. Hände abgelegt

10

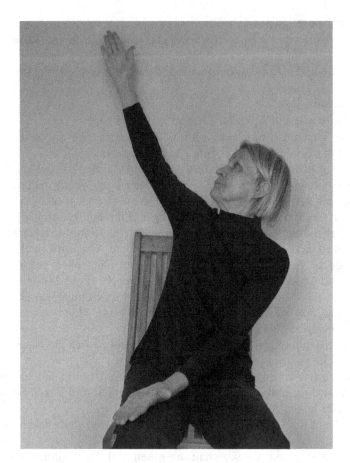

Foto 28 Rotation im Sitz. Zur oberen Hand schauen

10.6 Übung 6: Dreieck – In Seitbeuge fern und nah sehen

Während der Übung wird der Körper zur Seite gebeugt. Diese Beugung über die
Flanken ist im Alltag selten und gleicht die vorherrschende Vorbeuge des Körpers
aus. Die Erweiterung des Bewegungsraums verändert auch die gewohnte Sicht-
weise. Aus der Seitbeuge nach oben zu schauen, schafft einen neuen Blickwinkel
aus einer eher selten erfahrbaren Körperspannung heraus.

- **Hinweis**

Damit die Seitbeugung und -dehnung gefördert wird, ist darauf zu achten, eine
Bewegung über die Flanken zur Seite zu machen und den Oberkörper nicht nach
vorn zu neigen. Entsprechend neigt sich der Kopf zur Seite (nicht nach vorn) und
bestimmt den Blickwinkel.

- **Übungsablauf**
- Die Füße parallel zueinander und mehr als hüftgelenksweit voneinander entfernt aufstellen. Die Knie leicht beugen.
- Mit einer gleichmäßigen und vollständigen Einatmung durch die Nase die Wirbelsäule vom Steißbein bis zum Nacken strecken. Das Kinn in Richtung Brustbein neigen und einen Fuß nach außen drehen, sodass die Zehen vom Körper weg zeigen. Für die Körperstatik ist es ideal, wenn sich der nach außen gedrehte Fuß auf Höhe des Fußgewölbes des anderen Fußes befindet (Foto 29).

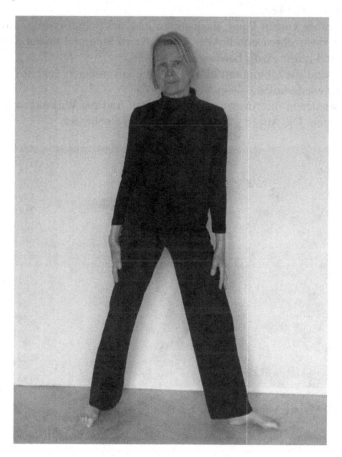

Foto 29 Dreieck. Stand mit auswärts gedrehtem Fuß

- Mit einer gleichmäßigen und vollständigen Ausatmung durch die Nase den Oberkörper aus dem Becken heraus in die Richtung des auswärtsgedrehten Fußes bewegen (Foto 30).
- Mit einer gleichmäßigen und vollständigen Einatmung durch die Nase noch einmal beide Arme strecken.

— Mit einer gleichmäßigen und vollständigen Ausatmung durch die Nase den Oberkörper seitlich absenken. Der untere Arm drückt gegen den Unterschenkel. Der obere Arm streckt sich nach oben in Richtung Decke. Der Blick folgt dem nach oben gestreckten Arm (Foto 31).

— Bei gleichmäßiger und vollständiger Atmung durch die Nase einige Atemzüge lang in der Haltung bleiben und dabei abwechselnd die Nasenspitze, die ausgestreckte Hand und die Zimmerdecke anvisieren.

— Mit einer gleichmäßigen und vollständigen Einatmung durch die Nase den Oberkörper wieder über die Seite aufrichten. Beide Füße parallel stellen und beide Arme absenken.

— Dann in einer kurzen Pause nachspüren und sich Unterschiede in der Wahrnehmung des rechten und linken Auges, der rechten und linken Schulter, des rechten und linken Arms bewusst machen.

— Anschließend die Übung mit einer Beugung zur anderen Seite fortsetzen und mehrmals wiederholen.

— Zuletzt wieder in die Ausgangshaltung gehen und die Wirkungen der Übung wahrnehmen. Die Augen schließen, wenn es angenehm ist.

10

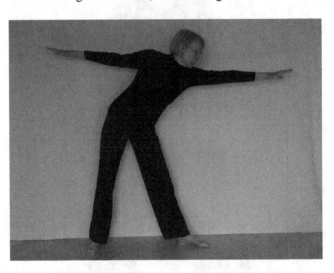

Foto 30 Dreieck. Körperbewegung zur Seite

10.7 · Übung 7: Seitbeuge – Rumpf zur Seite neigen und die ...

83

10

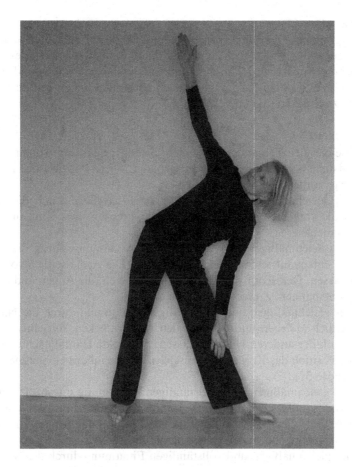

Foto 31 Dreieck. Blickwechsel – Nase, Hand und Zimmerdecke

10.7 Übung 7: Seitbeuge – Rumpf zur Seite neigen und die Blickrichtung ändern

Die Übung der Seitbeuge in Bewegung ist leichter ausführbar als die vorangegangene Haltung des Dreiecks. Beide Übungen fördern die Flankendehnung. Damit eignet sich die Seitbeuge in Bewegung gut als Einstieg in die Haltung des Dreiecks. Ebenso ist sie gut fürs Üben zwischendurch geeignet. Allerdings unterscheiden sich die Übungen in ihrem Zusammenspiel mit der Augenmuskulatur. Während der Haltung des Dreiecks wechseln die Augen den Fokus vom nahen Sehen schrittweise zum Sehen in möglichst weiter Entfernung. Bei der Seitbeuge in Bewegung erfolgt ein wiederkehrender Blickwechsel zwischen nach links oben und recht oben sehen.

- **Hinweis**

Bei der Beugung des Oberkörpers in Bewegung ist darauf zu achten, den Körper nicht gleichzeitig auch nach vorn zu neigen, damit die Beweglichkeit des Oberkörpers zur Seite gefördert wird. Um die Flankendehnung zu erhöhen und spürbarer zu machen, ist es gut, bei der Beugung nach rechts den linken Fuß fest in Richtung Boden zu drücken und umgekehrt.

- **Übungsablauf**
- Die Füße parallel zueinander etwas mehr als hüftgelenksweit voneinander entfernt aufstellen. Die Knie sind leicht gebeugt. Diese Position der Füße während der gesamten Übung beibehalten.
- Mit einer gleichmäßigen und vollständigen Einatmung durch die Nase die Wirbelsäule vom Steißbein bis zum Nacken strecken. Das Kinn in Richtung Brustbein neigen.
- Mit einer gleichmäßigen und vollständigen Ausatmung durch die Nase die Schultern entspannt nach unten sinken lassen. Die Arme seitlich vom Körper hängen lassen. Den Kopf in dieser Haltung fixieren, die Augen und das ganze Gesicht entspannen, Zunge vom Gaumen lösen.
- Mit einer gleichmäßigen und vollständigen Einatmung durch die Nase beide Arme seitlich anheben und bis über den Kopf strecken, mit einer Hand das Handgelenk der anderen Hand umfassen. Auf beide Hände nach oben sehen, ohne die Position des Kopfes zu verändern. Die Schultern entspannen und absenken (Foto 32).
- Mit einer gleichmäßigen und vollständigen Ausatmung durch die Nase zieht die Hand das umfasste Handgelenk zu ihrer Seite und dehnt Arm und Flanke. Der Blick folgt dieser Bewegung, ohne die Position des Kopfes zu verändern (Foto 33). Die Schultern bleiben entspannt abgesenkt.
- Mit einer gleichmäßigen und vollständigen Einatmung durch die Nase wieder aufrichten und umgreifen und die Bewegung zur anderen Seite fortsetzen.
- Bei gleichmäßiger und vollständiger Atmung durch die Nase die Übung mehrmals zu beiden Seiten wiederholen.
- Zuletzt wieder in die Ausgangshaltung gehen und die Wirkungen der Übung wahrnehmen. Die Augen schließen, wenn es angenehm ist.

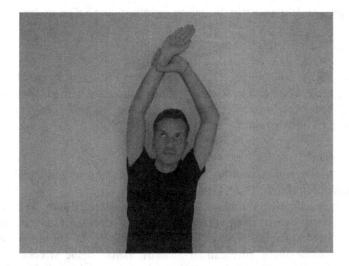

Foto 32 Seitbeuge. Ausgangshaltung

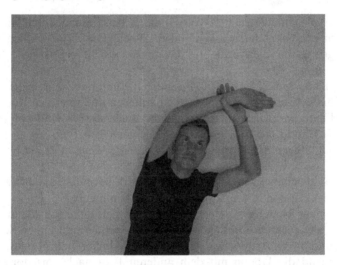

Foto 33 Seitbeuge. In Seitbeuge auf die Hände schauen

10.8 Übung 8: Sternengucker – In Schrittstellung fern und nah sehen

Der Sternengucker ist eine Rückbeuge, die wie die Seitbeuge dazu geeignet ist, die im Alltag vorherrschende Vorbeuge des Oberkörpers auszugleichen. Die Gelenke von den Füßen und Beinen, über die Wirbelsäule, den Schultergürtel und den Nacken, bis hinein in die Arme und Finger werden mobilisiert und die dazugehörigen Muskelgruppen gedehnt. Diese Aktivierung fördert durch die Gefäßkontraktion die

Durchblutung. Zudem wechseln die Augen zwischen dem Sehen im Nah- und Fernbereich.

■ **Hinweis**

Um eine möglichst vollständige Dehnung von den Füßen bis in die Hände zu erzielen, die hintere Ferse fest in Richtung Boden drücken. Um entspannt auf Nasenspitze, Hände zur Zimmerdecke schauen zu können, den Kopf leicht zurück-
beugen, ohne zu überdehnen.

■ **Übungsablauf**

— In den Stand kommen und die Füße parallel und hüftgelenksbreit voneinander entfernt aufstellen. Die Knie sind leicht gebeugt.

— Mit einer gleichmäßigen und vollständigen Einatmung durch die Nase mit einem Fuß einen Schritt nach vorn machen. Den vorderen Fuß etwa eine Bein-
länge entfernt aufstellen. Die Füße bleiben hüftgelenksweit voneinander entfernt (die Füße nicht voreinander stellen). Beide Beine strecken, die Knie
leicht beugen. Diese Position der Füße während der Übung beibehalten (Foto
34).

— Mit einer gleichmäßigen und vollständigen Ausatmung durch die Nase die
Schultern entspannt nach unten sinken lassen. Die Arme seitlich vom Kör-
per hängen lassen, die Augen und das ganze Gesicht entspannen, Zunge vom
Gaumen lösen.

— Mit einer gleichmäßigen und vollständigen Einatmung durch die Nase, vor-
deres Knie beugen, beide Arme seitlich anheben und über den Kopf strecken.
Beide Hände parallel zueinander halten, Blick abwechselnd auf die Nasenspitze, die Hände und zur Zimmerdecke richten (Abb. Foto 35).

— Bei gleichmäßiger Atmung durch die Nase eine Weile in dieser Haltung bleiben.

— Mit einer gleichmäßigen und vollständigen Einatmung durch die Nase die
Arme absenken und in die Ausgangshaltung kommen.

— Dann in einer kurzen Pause nachspüren und sich Unterschiede in der Wahrnehmung des rechten und linken Auges, der rechten und linken Schulter, des
rechten und linken Arms sowie des rechten und linken Beins bewusst machen.

— Anschließend die Übung mit dem anderen Bein nach vorn fortsetzen und
mehrmals wiederholen.

— Zuletzt in der Ausgangshaltung die Wirkungen der Übung wahrnehmen. Die
Augen schließen, wenn es angenehm ist.

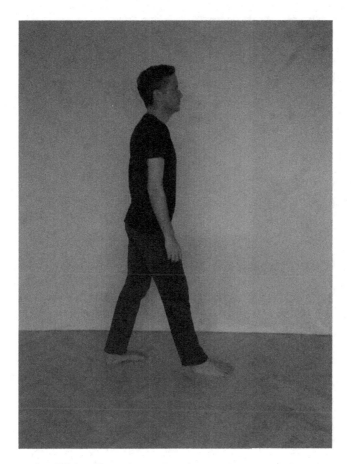

Foto 34 Sternengucker. Schrittstellung

10

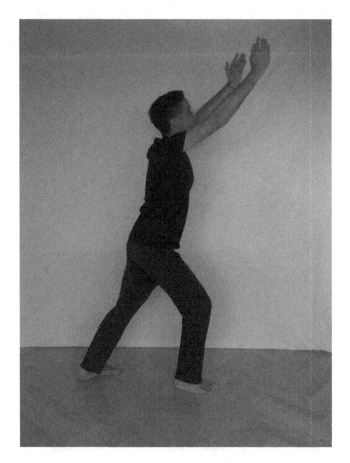

Foto 35 Sternengucker. Blickwechsel – Nase, Hände, Zimmerdecke

10.9 Übung 9: Kämpferin – Knie beugen, Arme strecken und fern und nah sehen

Bei dieser Übung erfolgt das Augentraining im Rahmen einer insgesamt fordernden Übung. Sie dehnt die Hüft-, Oberschenkel- und Unterschenkelmuskulatur, sie richtet Becken und Oberkörper auf und stärkt die Armmuskulatur. Das Fokussieren in der Nähe und Ferne erfolgt in der aufrechten Haltung mit je einem gebeugten Knie.

- **Hinweis**

Die Haltung ist dann gut ausgeführt (oder für die übende Person passend), wenn die Atmung gleichmäßig fließen kann und die Schultern entspannt bleiben. Damit die Kniegelenke nicht falsch belastet werden, das gebeugte Knie genau über dem Fußgelenk halten.

- **Übungsablauf**
- Die Füße parallel zueinander und mehr als hüftgelenksweit voneinander entfernt aufstellen. Die Knie leicht beugen.
- Mit einer gleichmäßigen und vollständigen Einatmung durch die Nase die Wirbelsäule vom Steißbein bis zum Nacken strecken. Das Kinn in Richtung Brustbein neigen und einen Fuß nach außen drehen, sodass die Zehen vom Körper weg zeigen. Für die Körperstatik ist es ideal, wenn sich der nach außen gedrehte Fuß auf Höhe des Fußgewölbes des anderen Fußes befindet.
- Mit einer gleichmäßigen und vollständigen Einatmung durch die Nase die ganze Wirbelsäule strecken, das Becken aufrichten und die Arme auf Schulterniveau anheben. Beide Arme sind auf gleicher Höhe und werden bis in die Fingerspitzen hinein gestreckt (Foto 36) .
- Mit einer gleichmäßigen und vollständigen Ausatmung durch die Nase das Knie oberhalb des nach außen gedrehten Fußes beugen, bis es sich genau über dem Fußgelenk befindet. Das Becken bleibt nach vorn ausgerichtet
- Mit einer gleichmäßigen und vollständigen Einatmung durch die Nase noch einmal den Rücken strecken.
- Mit einer gleichmäßigen und vollständigen Ausatmung durch die Nase den Kopf zur Seite des gebeugten Knies drehen, auf die Nasenspitze, dann auf die ausgestreckte Hand und dann nicht mehr den Blick fixieren und in die Ferne sehen (Foto 37).
- Bei gleichmäßiger und vollständiger Atmung durch die Nase einige Atemzüge lang in der Haltung bleiben.
- Mit einer gleichmäßigen und vollständigen Ausatmung durch die Nase die Arme absenken.
- Dann in einer kurzen Pause nachspüren und sich Unterschiede in der Wahrnehmung des rechten und linken Auges, der rechten und linken Schulter, des rechten und linken Arms sowie des rechten und linken Beins bewusst machen.
- Anschließend die Übung zur anderen Seite fortsetzen und mehrmals wiederholen.
- Zuletzt in der Ausgangshaltung die Wirkungen der Übung wahrnehmen. Die Augen schließen, wenn es angenehm ist.

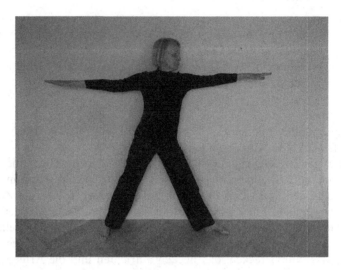

Foto 36 Kämpferin. Ausgangshaltung

10

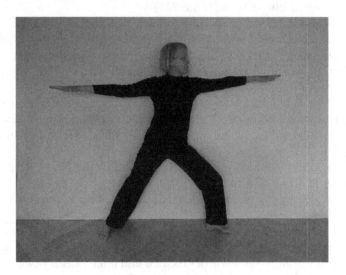

Foto 37 Kämpferin. Blickwechsel über den gestreckten Arm

Literatur

Kollak I (2014) Time-out. Übungen zur Selbstsorge und Entspannung für Gesundheitsberufe. Berlin, Heidelberg, Springer, S 84

Michaux G (2022) Körper in Trance. Dynamische Relaxation, Aktive Tonusregulation und Psychomotorisches Autogenes Training. Heidelberg, Carl Auer, S 35f. (Peilung) und S 29f. (Fernglas)

Augenübungen mit Konzentration auf die Atmung

Inhaltsverzeichnis

11.1   Übung 1: Hin und her schauen – Im Atemrhythmus nach links und rechts sehen – 92

11.2   Übung 2: Hoch und runter schauen – Im Atemrhythmus nach oben und unten sehen – 93

11.3   Übung 3: Augen kreisen – Im Atemrhythmus die Augen rollen – 95

11.4   Übung 4: Zwinkern – Die Augenpartie anspannen und entspannen – 97

11.5   Übung 5: Tigeratmung – Die Wirbelsäule auf- und abrollen mit Fokuswechsel – 98

11.6   Übung 6: Imagination – Die Aufmerksamkeit auf Atmung und Augen richten – 100

11.7   Übung 7: Kapalabhati – Beschleunigte Atmung zur Sauerstoffanreicherung im Blut – 101

Literatur – 103

Ergänzende Information
Die elektronische Version dieses Kapitels enthält Zusatzmaterial, auf das über folgenden Link zugegriffen werden kann ▶ https://doi.org/10.1007/978-3-662-68434-4_11.

Das elfte Kapitel gibt Antworten auf folgende Fragen:
- Wie kann durch die Atmung die Augengesundheit gefördert werden?
- Auf welche Weise werden Übungen mit Konzentration auf die Atmung ausgeführt?
- Aus welchen Bewegungs- und Entspannungsverfahren stammen diese Übungen?
- Wie werden Augenübungen durch die Atmung geleitet und getragen?
- Was sind die speziellen Erfordernisse dieser Übungsart?
- Worauf ist beim Üben zu achten?
- Welche Wirkungen lassen sich bei den vorgestellten Atemübungen feststellen?

11.1 Übung 1: Hin und her schauen – Im Atemrhythmus nach links und rechts sehen

Die erste Übung schafft durch das abwechselnde Hin- und Hersehen (nach links und rechts sehen) einen Ausgleich für den oft lang gehaltenen und nach vorn gerichteten, starren Blick auf den Bildschirm.

■ **Hinweis**
Die Übung kann auch mit geschlossenen Augen durchgeführt werden, wenn es angenehmer ist.

■ **Übungsablauf**
- In eine bequeme und aufrechte Sitzhaltung kommen. Die Wirbelsäule vom Steißbein bis zum Nacken strecken, Schultern entspannt nach unten sinken lassen und die Arme und Hände auf den Oberschenkeln ablegen. Die Augen und das ganze Gesicht entspannen, Zunge vom Gaumen lösen.
- Mit einer gleichmäßigen und vollständigen Einatmung durch die Nase mit den Augen nach rechts sehen (Foto 38).
- Mit einer gleichmäßigen und vollständigen Ausatmung durch die Nase mit den Augen nach links sehen (Foto 39).
- Bei gleichmäßiger und vollständiger Atmung durch die Nase mehrmals die Augen im Atemrhythmus auf einer waagerechten Achse nach links und rechts bewegen.
- Zuletzt in der Ausgangshaltung die Wirkungen der Übung wahrnehmen. Die Augen schließen, wenn es angenehm ist.

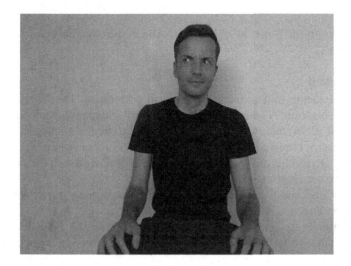

Foto 38 Hin und her schauen. Nach rechts sehen

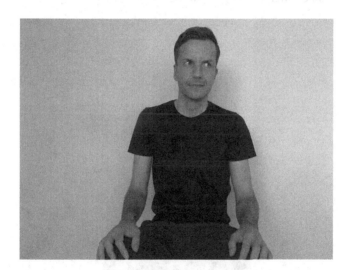

Foto 39 Hin und her schauen. Nach links sehen

11.2 Übung 2: Hoch und runter schauen – Im Atemrhythmus nach oben und unten sehen

Durch das abwechselnde nach oben und unten (zur Decke und zum Boden) schauen, wird ein Ausgleich für den oft lang andauernden und starren Blick bei der Bildschirmarbeit geschaffen.

■ **Hinweis**

Die Übung kann auch mit geschlossenen Augen durchgeführt werden, wenn es angenehmer ist.

■ **Übungsablauf**

– In eine bequeme und aufrechte Sitzhaltung kommen. Die Wirbelsäule vom Steißbein bis zum Nacken strecken, Schultern entspannt nach unten sinken lassen und die Arme und Hände auf den Oberschenkeln ablegen. Die Augen und das ganze Gesicht entspannen, Zunge vom Gaumen lösen.

– Mit einer gleichmäßigen und vollständigen Einatmung durch die Nase mit den Augen ganz nach oben sehen (Foto 40).

– Mit einer gleichmäßigen und vollständigen Ausatmung durch die Nase mit den Augen ganz nach unten sehen (Foto 41).

– Bei gleichmäßiger und vollständiger Atmung durch die Nase mehrmals die Augen im Atemrhythmus auf einer senkrechten Achse nach oben und unten bewegen.

– Zuletzt in der Ausgangshaltung die Wirkungen der Übung wahrnehmen. Die Augen schließen, wenn es angenehm ist.

11

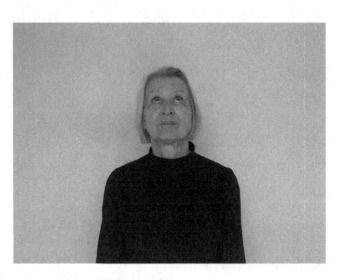

Foto 40 Hoch und runter schauen. Nach oben sehen

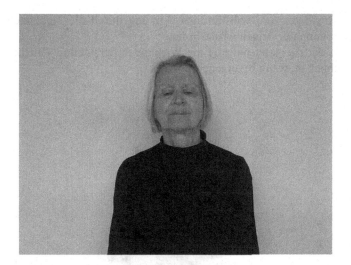

Foto 41 Hoch und runter schauen. Nach unten sehen

11.3 Übung 3: Augen kreisen – Im Atemrhythmus die Augen rollen

Langsam und konzentriert entlang der Grenzen des Gesichtsfelds zu sehen, schafft einen Ausgleich für das starre Sehen bei der Bildschirmarbeit. Im Qigong wird diese Übung auch beschrieben, allerdings ohne Angaben zur Atmung zu machen. Dort heißt diese Übung: Der träumende Drache rollt mit den Augen (Schoefer-Happ 1996) .

- **Hinweis**

Wenn das Sehen an der Rändern des Gesichtsfelds sehr anstrengt oder es angenehmer ist, kann die Übung auch mit geschlossenen Augen durchgeführt werden.

- **Übungsablauf**
- In eine bequeme und aufrechte Sitzhaltung kommen. Die Wirbelsäule vom Steißbein bis zum Nacken strecken, Schultern entspannt nach unten sinken lassen und die Arme und Hände auf den Oberschenkeln ablegen. Die Augen und das ganze Gesicht entspannen, Zunge vom Gaumen lösen.
- Mit einem gleichmäßigen und vollständigen Atemzug durch die Nase mit den Augen zu einer Seite entlang des Gesichtsfelds einen Halbkreis beschreiben (Foto 42).
- Mit einem gleichmäßigen und vollständigen Atemzug durch die Nase mit den Augen zur anderen Seite entlang des Gesichtsfelds einen Halbkreis beschreiben (Foto 43).

- Bei gleichmäßiger und vollständiger Atmung durch die Nase mehrmals die Kreisbewegung der Augen wiederholen.
- Zuletzt in der Ausgangshaltung die Wirkungen der Übung wahrnehmen. Die Augen schließen, wenn es angenehm ist.

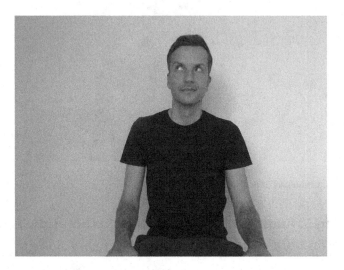

Foto 42 Augen kreisen. Nach rechts oben schauend

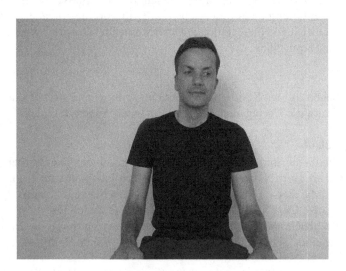

Foto 43 Augen kreisen. Nach links unten schauend

11.4 Übung 4: Zwinkern – Die Augenpartie anspannen und entspannen

Diese Übung kommt aus der Progressiven Muskelrelaxation, die drei Gesichtspartien anspricht: die Muskeln der Stirn und Kopfhaut (obere Partie), der Augen, Nase und oberen Wangen (mittlere Partie) sowie der Lippen, Kiefer, Zunge und Rachen (untere Partie). Diese drei Partien werden abwechselnd angespannt und entspannt (Helmer 2008). Beim Zwinkern wird bewusst die Augenpartie angespannt und entspannt. Dazu werden die Augenbrauen, die Nasen- und oberen Wangenmuskeln angespannt und wieder entspannt. Der bewusste Wechsel zwischen den Spannungszuständen trainiert die Wahrnehmung von Muskelspannung im Augenbereich, um im Alltag immer mal wieder die Augenpartie bewusst zu entspannen und locker zu lassen. Auch bei dieser Übung leitet und trägt die Atmung alle Muskelbewegungen der mittleren Gesichtspartie.

- **Hinweis**

Nur die Augenbrauen, die Nasen- und oberen Wangenmuskeln (mittlere Gesichtspartie) anspannen und wieder entspannen.

- **Übungsablauf**
- In eine bequeme und aufrechte Sitzhaltung kommen. Die Wirbelsäule vom Steißbein bis zum Nacken strecken, Schultern entspannt nach unten sinken lassen und die Arme und Hände auf den Oberschenkeln ablegen. Die Augen und das ganze Gesicht entspannen, Zunge vom Gaumen lösen. Die Augen schließen.
- Mit einer gleichmäßigen und vollständigen Einatmung durch die Nase die Augenbrauen zusammenziehen, die Augen fest schließen und die Nasenflügel gegeneinander drücken (Foto 44).
- Mit einer gleichmäßigen und vollständigen Ausatmung durch die Nase die Augenbrauen, die Augen und die Nasenflügel vollständig locker lassen.
- Bei gleichmäßiger und vollständiger Atmung durch die Nase die Anspannung und Entspannung dieser Gesichtspartie wiederholen.
- Zuletzt in der Ausgangshaltung die Wirkungen der Übung wahrnehmen. Die Augen geschlossen halten, wenn es angenehm ist.

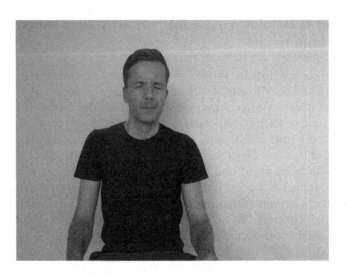

Foto 44 Zwinkern. Die Augenpartie anspannen

11.5 Übung 5: Tigeratmung – Die Wirbelsäule auf- und abrollen mit Fokuswechsel

Die Tigeratmung ist Teil einer Übungsreihe aus dem Yoga (Kleiner Sonnengruß). Beim Kleinen Sonnengruß wird die Haltung des Tigers im Vierfüßlerstand durchgeführt und verbindet eine Vorbeuge im Kniesitz am Boden (Kinderhaltung oder Balasana) mit einer Vorbeuge im Stand (Berghaltung oder Parvatasana). Diese Reihe hat die Abfolge: Kind – Tiger – Berg – Tiger – Kind – Tiger – Berg – Tiger – Kind usw (Kollak 2014). An dieser Stelle wird die Tigeratmung im Sitz vorgestellt. Wie auch beim Üben im Vierfüßlerstand kommt es auch in der Sitzposition darauf an, den gesamten Rücken Wirbel für Wirbel auf- und abzurollen. Beständig wechselt die Wirbelsäule von einer möglichst großen Beugung (Katzenbuckel) zu einer möglichst vollständigen Streckung. Der Kopf neigt sich am Ende der Beugung, und der Blick geht zur Brust. Der Kopf richtet sich am Ende der Streckung vollständig auf, und der Blick geht in die Weite. Die Bewegungen zur Mobilisierung der einzelnen Wirbel werden vom Atem geleitet. Die Übung verbessert die Beweglichkeit der Wirbelsäule. Ein aufmerksames Üben macht deutlich, wie unterschiedlich beweglich die einzelnen Abschnitte der Wirbelsäule sind. Besondere Aufmerksamkeit verlangen die Abschnitte der Wirbelsäule, in denen die Beugungen und Streckungen schwerer fallen.

- **Hinweis**

Aufmerksam die Bewegung möglichst vieler, einzelner Wirbel wahrnehmen. Auf Blockaden achten. Diese Stellen besonders mobilisieren (kleine Beugungen und Streckungen dieser Stellen machen).

- **Übungsablauf**
- In eine bequeme und aufrechte Sitzhaltung kommen. Die Wirbelsäule vom Steißbein bis zum Nacken strecken, Schultern entspannt nach unten sinken lassen und die Arme und Hände auf den Oberschenkeln ablegen. Die Augen und das ganze Gesicht entspannen, Zunge vom Gaumen lösen.
- Mit einer gleichmäßigen und vollständigen Ausatmung durch die Nase den Rücken von unten nach oben runden: Steiß- und Kreuzbein nach vorn in Richtung Schambein und Unterbauch ziehen, dann die Lenden-, Brust- und Halswirbelsäule Wirbel für Wirbel beugen und einen Katzenbuckel machen bis der Kopf ganz gesenkt ist und der Blick auf die Brust fällt (Foto45).
- Mit einer gleichmäßigen und vollständigen Einatmung durch die Nase den Rücken von unten nach oben strecken: Steiß- und Kreuzbein aufrichten, dann die Lenden-, Brust- und Halswirbelsäule bis in den Nacken hinein Wirbel für Wirbel strecken bis der Kopf vollständig aufgerichtet ist und der Blick nach vorn in die Ferne geht (Foto 46).
- Bei gleichmäßiger und vollständiger Atmung durch die Nase mehrmals die Beugung und Streckung wiederholen.
- Zuletzt in der Ausgangshaltung die Wirkungen der Übung wahrnehmen. Die Augen schließen, wenn es angenehm ist.

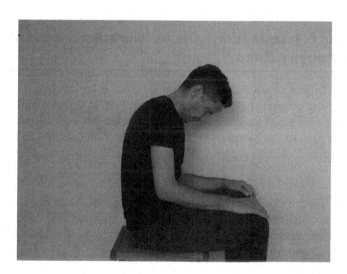

Foto 45 Tigeratmung. Gebeugter Rücken. Zur Brust schauen

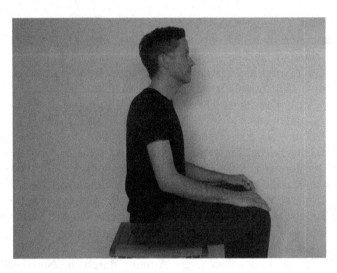

Foto 46 Tigeratmung. Gestreckter Rücken. Nach vorn schauen

Foto 46 Tigeratmung. Gestreckter Rücken. Nach vorn schauen.

11.6 Übung 6: Imagination – Die Aufmerksamkeit auf Atmung und Augen richten

11

Bei der Atemlenkung wird die Suggestionskraft, wie bspw. im Yoga oder im Autogenen Training genutzt. In der Vorstellung fließt der Atem den einen Arm entlang hoch bis zum Kopf und den anderen Arm entlang wieder hinunter. Ziel der Übung ist, den gesamten Körper – inklusive der Ausgenmuskeln – zu entspannen, indem die Aufmerksamkeit auf eine gleichmäßig fließende Atmung gerichtet ist.

- **Hinweis**

Die Augen während der gesamten Übung schließen. In der Vorstellung abwechselnd den Atem auf einer Seite hoch und auf der anderen Seite hinunter fließen lassen. Dann auf derselben Seite bleiben und den Atem wieder hoch und auf der anderen Seite hinunter fließen lassen.

- **Übungsablauf**
- In eine bequeme und aufrechte Sitzhaltung kommen. Die Wirbelsäule vom Steißbein bis zum Nacken strecken, Schultern entspannt nach unten sinken lassen und die Arme und Hände mit den Handinnenflächen nach oben auf den Oberschenkeln ablegen. Die Augen und das ganze Gesicht entspannen, Zunge vom Gaumen lösen (Foto 47).

- Zuerst einige Male gleichmäßig und vollständig durch die Nase ein- und ausatmen.
- Mit einer gleichmäßigen und vollständigen Einatmung durch die Nase in der Vorstellung den Atem über die Handinnenseite der einen Hand langsam den ganzen Arm hoch und weiter über die Schultern bis hoch in den Kopf hinein fließen lassen. Die geschlossenen Augen verfolgen innerlich die Bewegung bis hoch zum Kopf, verweilen dort und nehmen die Augen deutlich wahr.
- Mit einer gleichmäßigen und vollständigen Ausatmung durch die Nase in der Vorstellung den Atem auf der anderen Seite langsam wieder hinabfließen lassen, vom Kopf, über die andere Schulter, den anderen Arm hinab, bis er über die Innenseite der anderen Hand wieder hinaus.
- Mit der Aufmerksamkeit auf dieser Seite bleiben und mit der nächsten Einatmung auf dieser Seite fortsetzen.
- Bei gleichmäßiger und vollständiger Atmung durch die Nase die Übung mehrmals wiederholen.
- Zuletzt in der Ausgangshaltung die Wirkungen der Übung wahrnehmen.

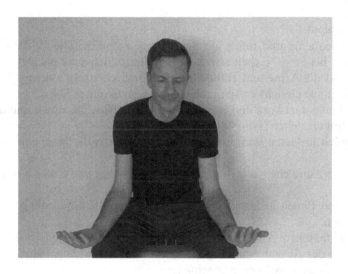

Foto 47 Imagination

11.7 Übung 7: Kapalabhati – Beschleunigte Atmung zur Sauerstoffanreicherung im Blut

Diese Übung stammt aus dem Yoga. Ihr Name leitet sich aus dem Sanskrit ab (*kapala* für Schädel/Kopf und *bhati* für Licht/Leuchten). Bei der Kapalabhati-Atmung wird die Ausatmung forciert, indem die Bauchdecke kräftig eingezogen wird. Die Ausatmung erfolgt in schnellen und kräftigen Atemstößen, die Einatmung geschieht reflexartig. Das dabei entstehende Atemgeräusch erinnert an das Stampfen einer Dampflokomotive.

Die forcierte Ausatmung führt zu einer gleichmäßigeren Ventilation und Perfusion in der gesamten Lunge und verbessert die Sauerstoffaufnahme im Blut. Gleichzeitig werden Atmung und Herzschlag in einen günstigen gemeinsamen Rhythmus gebracht, bei dem sich das Herz bei der passiven Einatmung füllt und bei der aktiven Ausatmung leert. Beim Einziehen der Bauchdecke wird Druck auf die untere Hohlvene ausgeübt und befördert den venösen Rückstrom in der Entspannungs- und Auffüllphase des Herzens (Mitzinger 2009) .

■ **Hinweis**

Aus- und Einatmung erfolgen durch die Nase. Die Atemtechnik ist so kräftig und anregend, dass ihre Wirkung bis in den Kopf hinein gespürt werden kann. Darum gibt es auch die Bezeichnung „Schädelglänzende Atmung" für diese Übung. Eine langsame Gewöhnung an die Wirkungen ist sinnvoll. Dazu bspw. mit fünfmal zehn Atemstößen starten und nachspüren, ob die Wirkungen angenehm sind. Der Atemrhythmus ist dann richtig gewählt, wenn die Wiederholungen entspannt gemacht werden können und die Wirkungen als angenehm belebend erlebt werden.

■ **Übungsablauf**

— In eine bequeme und aufrechte Sitzhaltung kommen. Die Wirbelsäule vom Steißbein bis zum Nacken strecken, Schultern entspannt nach unten sinken lassen und die Arme und Hände auf den Oberschenkeln ablegen. Die Augen und das ganze Gesicht entspannen, Zunge vom Gaumen lösen.

— Zum Übungsstart kurz und energisch durch die Nase ausatmen und dabei den Bauch fest einziehen (Foto 48).

— Den Bauch loslassen und die Einatmungsluft durch die Nase einströmen lassen.

— Erneut kurz und energisch durch die Nase ausatmen und dabei den Bauch fest einziehen.

— Erneut den Bauch loslassen und die Einatmungsluft durch die Nase einströmen lassen.

— Bei gleichmäßigem Atemrhythmus die Übung eine Weile wiederholen.

— Zuletzt in der Ausgangshaltung die Wirkungen der Übung wahrnehmen. Die Augen schließen, wenn es angenehm ist.

11

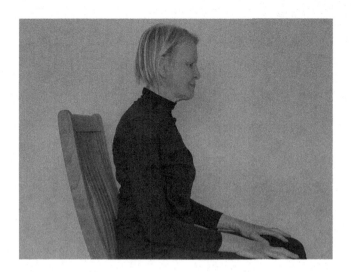

Foto 48 Kapalabhati

Literatur

Helmer G (2008) Progressive Muskelrelaxation nach Edmund Jacobson. In: Kollak I (Hrsg) Burnout und Stress. Anerkannte Verfahren zur Selbstpflege in Gesundheitsfachberufen. Berlin, Heidelberg (Springer), S 102

Kollak I (2014) Time-out. Übungen zur Selbstsorge und Entspannung für Gesundheitsberufe. Berlin, Heidelberg (Springer), S 69–73

Mitzinger D (2009) Yoga in Prävention und Therapie. Köln (Deutscher-Ärzte-Verlag), S 31–33

Meditative Augenübungen

Inhaltsverzeichnis

12.1   Übung 1: Palme – Balance in Bewegung mit
Fokus auf einen Punkt – 106

12.2   Übung 2: Baum – Konzentrieren, Balance finden
und Augen schließen – 108

12.3   Übung 3: Krokodil – Entspannung in rotierter
Seitenlage mit Blickwechsel – 110

12.4   Übung 4: Bodyscan – Aufmerksam durch den
Körper wandern – 113

12.5   Übung 5: Kaya Kriya – Körperkoordination mit
Augenbewegung – 116

12.6   Übung 6: Autotransfusion – In Rückenlage Beine
und Füße gegen die Wand lehnen – 118

Literatur – 120

Ergänzende Information
Die elektronische Version dieses Kapitels enthält Zusatzmaterial, auf das über folgenden
Link zugegriffen werden kann ▶ https://doi.org/10.1007/978-3-662-68434-4_12.

Das zwölfte Kapitel antwortet auf folgende Fragen:
- Wie wirken sich Meditationsübungen auf die Augengesundheit aus?
- Welche Übungen gibt es, die durch Aufmerksamkeitslenkung für die Entspannung der Augen sorgen?
- Welche meditativen Übungen werden mit geschlossenen und welche mit geöffneten Augen durchgeführt?
- Wie lassen sich die aktuelle Fitness und das psychische Wohlergehen beim Üben von Balance-, Konzentrations- und Entspannungsübungen wahrnehmen?

12.1 Übung 1: Palme – Balance in Bewegung mit Fokus auf einen Punkt

Eine Gleichgewichtsübung in Bewegung eröffnet die Reihe der meditativen Übungen. Das ist nicht ungewöhnlich, denn mit der starken Konzentration auf die Balance werden alltägliche und belastende Gedanken für einen Moment unterbrochen. Das kann aus Gedankenkarussells hinausführen oder ein inneres Abschalten fördern. Die Übung erfolgt mit beiden Füßen am Boden, aber mit einer Gewichtsverlagerung von den Sohlen zu den Zehenspitzen und zurück. Der Atem trägt die Bewegung. Der Blick ist auf einen Punkt an der Decke gerichtet. Damit fördert die Übung nicht nur ein Wechsel vom vorherrschenden Sehen im Nahbereich zum Sehen in der Ferne, sondern der Blick auf einen fixen Punkt verankert und stabilisiert auch die Haltung.

- **Hinweis**

Um Gewohnheiten bewusst zu machen und Flexibilität zu fördern, sind die Hände bei jedem Übungsdurchgang unterschiedlich zu falten. Wenn der Daumen der einen Hand beim Händefalten gewohnheitsmäßig oben liegt, bei der Wiederholung der Übung bewusst wechseln und den Daumen der anderen Hand nach oben legen. Das Gefühl bei jedem Wechsel in den Händen wahrnehmen und ebenso die Auswirkungen auf die Balance.

- **Übungsablauf**
- Die Füße parallel zueinander und hüftgelenksweit voneinander entfernt aufstellen. Die Knie leicht beugen. Die Wirbelsäule vom Steißbein bis zum Nacken strecken, Schultern entspannt nach unten sinken und die Arme und Hände seitlich locker hängen lassen. Die Augen und das ganze Gesicht entspannen, Zunge vom Gaumen lösen.

- Mit einer gleichmäßigen und vollständigen Einatmung durch die Nase beide Arme vor dem Körper anheben, die Finger verschränken und mit den Handinnenflächen nach oben auf dem Kopf ablegen (Foto 49).
- Mit einer gleichmäßigen und vollständigen Ausatmung durch die Nase die Schultern erneut sinken lassen.
- Mit einer gleichmäßigen und vollständigen Einatmung durch die Nase die Fersen vom Boden abheben und den ganzen Körper über die Arme bis zu den verschränkten Händen nach oben in Richtung Zimmerdecke strecken und einen Punkt an der Decke fixieren (Foto 50).
- Mit einer gleichmäßigen und vollständigen Ausatmung durch die Nase die Finger lösen, die Arme über die Seite absenken und die Fersen wieder absetzen.
- Bei gleichmäßiger und vollständiger Atmung durch die Nase die Übung mehrere Male wiederholen. Abwechselnd die Händen mit dem rechten und linken Daumen nach oben verschränken.
- Zuletzt in der Ausgangshaltung die Wirkungen der Übung wahrnehmen. Die Augen schließen, wenn es angenehm ist.

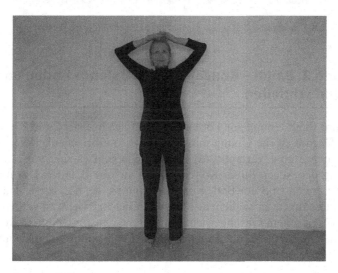

Foto 49 Palme. Ausgangshaltung

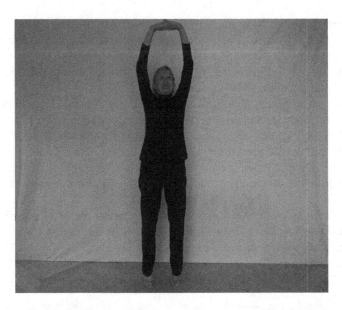

Foto 50 Palme. Auf Zehenspitzen gestreckt. Einen Punkt an der Zimmerdecke fixieren

12.2   Übung 2: Baum – Konzentrieren, Balance finden und Augen schließen

Im Yoga wird diese Übung zur Förderung von Gleichgewicht und Konzentration eingesetzt. Darum ist die Übung mit dem Fuß am Oberschenkel die zumeist gelehrte und angestrebte Variante. An dieser Stelle geht es aber vor allem um die Entspannung der Augen durch Konzentration auf die Balance. Darum steht die Variante mit einem Fuß am Boden im Mittelpunkt, denn in dieser Haltung fällt es leichter, die Augen zu schließen, ohne das Gleichgewicht zu verlieren. Erfahrene Übende mit gutem Gleichgewichtssinn können ausprobieren, in welcher Haltung es am leichtesten fällt, die Augen möglichst vollständig zu entspannen.

▪ **Hinweis**
Bei anfangs schlechter Balance kann diese Übung mit dem Rücken gegen die Wand gelehnt durchgeführt werden.

▪ **Übungsablauf**
– Die Füße parallel zueinander und hüftgelenksweit voneinander entfernt aufstellen. Die Knie leicht beugen. Die Wirbelsäule vom Steißbein bis zum Nacken strecken, Schultern entspannt nach unten sinken lassen und die Arme und Hände seitlich locker hängen lassen. Das ganze Gesicht entspannen, Zunge vom Gaumen lösen. Die Augen schließen und während der Übung geschlossen halten.

- Die Aufmerksamkeit auf die Füße richten, das Gewicht auf einen Fuß verlagern und den anderen Fuß auswärtsdrehen, seine Ferse gegen den Innenknöchel des anderen Fußes lehnen und seine Spitze fest auf dem Boden abstellen.
- Mit einer gleichmäßigen und vollständigen Einatmung durch die Nase beide Arme seitlich anheben und die Handflächen mit etwas Druck vor dem Brustbein zusammenführen.
- Mit einer gleichmäßigen und vollständigen Ausatmung durch die Nase die Schultern nochmals absenken und die Ellenboden etwas anheben (Foto51).

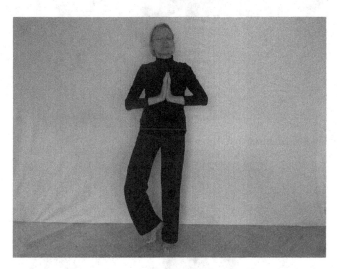

Foto 51 Baum. Füße am Boden. Augen geschlossen

- Bei gleichmäßiger und vollständiger Atmung durch die Nase in dieser Haltung verweilen.
- Mit einer gleichmäßigen und vollständigen Ausatmung durch die Nase die Arme seitlich absenken und beide Füße wieder hüftgelenksweit voneinander entfernt aufstellen.
- In einer kurzen Pause nachspüren. Unterschiede in der Wahrnehmung des rechten und linken Auges, der rechten und linken Schulter, des rechten und linken Arms sowie des rechten und linken Beins wahrnehmen.
- Dann die Übung mit dem anderen Fuß am Boden wiederholen.
- Zuletzt in der Ausgangshaltung die Wirkungen der Übung wahrnehmen. Die Augen geschlossen halten, wenn es angenehm ist.

- **Variationen**

Wenn die Übung bereits bekannt ist und bei geschlossenen Augen eine gute Balance aufrechterhalten werden kann, dann im Stand
- die Sohle des einen Fußes seitlich an das Knie des anderen Beins legen (Foto 52) oder
- die Sohle des einen Fußes seitlich an den Oberschenkel des anderen Beins legen (Foto53).

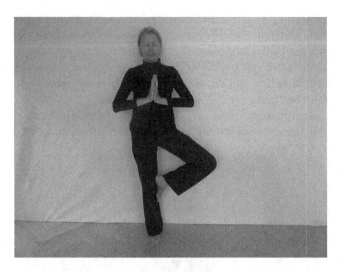

Foto 52 Baum. Ein Fuß am Innenknie. Augen geschlossen

12

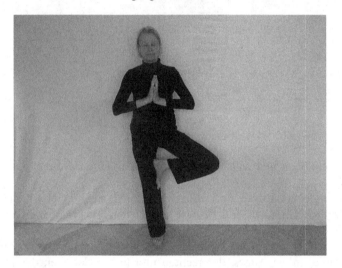

Foto 53 Baum. Ein Fuß am Oberschenkel. Augen geschlossen

12.3 Übung 3: Krokodil – Entspannung in rotierter Seitenlage mit Blickwechsel

Die zur Seite gebeugten Beine erinnern an die Bewegungen eines Krokodil-schwanzes und geben dieser Übung ihren Namen. Allerdings werden die Beine ruhig zur Seite abgelegt. Damit diese im Alltag seltene Haltung möglich ist, wird zunächst die ganze Wirbelsäule rotiert und das Gewicht auf eine Gesäßhälfte verlagert. Durch die Übung werden Schulter- und Armgelenke sowie Hüft- und

Beingelenke mobilisiert und alle beteiligten Muskeln gedehnt. Die Kopfrotation erfolgt in Gegenrichtung der Wirbelsäule und verleiht der Übung eine weitere Spannung. Diese seltene Haltung, die den ganzen Körper aktiviert und entspannt, wird genutzt, um den Blick auf Punkte in unterschiedlichen Entfernungen zu richten.

- **Hinweis**

Kissen oder Decken sind nützliche Hilfsmittel für diese Übung. Wenn die Hüftdehnung zu Beginn nicht ausreicht, um die Beine locker ablegen zu können, bietet eine gefaltete Decke einen guten Untergrund für die abgelegten Beine. Ausprobieren, wo die Decke am besten zu platzieren ist, um eine entspannte Lage der Beine zu ermöglichen. Falls Blut- und/oder Augeninnendruck erhöht sind, kann der Kopf auf einem Kissen über dem Herzniveau ablegt werden.

- **Übungsablauf**
- Auf eine Unterlage (Matte oder Decke) legen und die Wirbelsäule vom Steißbein bis zum Nacken strecken. Darauf achten, den Nacken während der gesamten Übung gestreckt zu lassen. Das Kinn in Richtung Brustbein neigen.
- Die Knie beugen und die Füße nebeneinander aufstellen. Fußgelenke und Knie dicht zusammenbringen.
- Die Arme auf Schulterniveau anheben und mit den Handinnenflächen nach unten ablegen (Foto 54).
- Zunächst das Gesäß anheben, zu einer Seite drehen, um das Gewicht auf die unten liegende Gesäßhälfte zu verlagern.
- Mit einer gleichmäßigen und vollständigen Ausatmung durch die Nase die Knie in Richtung Oberkörper anheben und vollständig zu der Seite ablegen, auf der bereits eine Gesäßhälfte mehr Gewicht trägt. Beide Arme bleiben ausgestreckt am Boden.
- Mit einer gleichmäßigen und vollständigen Einatmung durch die Nase noch einmal den Nacken strecken.
- Mit einer gleichmäßigen und vollständigen Ausatmung durch die Nase den Kopf auf die den Knien gegenüberliegende Seite drehen und ablegen.
- Bei gleichmäßiger und vollständiger Atmung durch die Nase in der Haltung bleiben. Noch einmal auf die Streckung des Nackens achten, Stirn und Mund entspannen, Lippen und Zunge lösen.
- In dieser Haltung abwechselnd auf die Nasenspitze, auf die abgelegte Hand und dann in die Ferne schauen und auf über die Hand auf die Nasenspitze wieder zurück sehen. Diesen Blickwechsel mehrmals wiederholen (Foto 55).
- Dann mit einer gleichmäßigen und vollständigen Einatmung in die Ausgangsposition zurück drehen.
- Dann in einer kurzen Pause nachspüren und sich Unterschiede in der Wahrnehmung des rechten und linken Auges, der rechten und linken Schulter, des rechten und linken Arms sowie in der rechten und linken Beckenseite und im rechten und linken Bein bewusst machen.

— Anschließend die Übung zur anderen Seite wiederholen.
— Zuletzt in der Ausgangshaltung die Wirkungen der Übung wahrnehmen. Die Augen schließen, wenn es angenehm ist. Langsam über die Seite aufrichten.

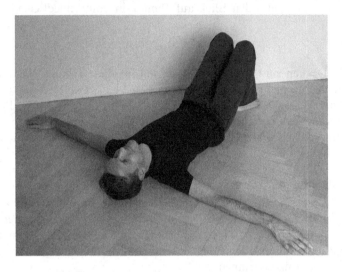

Foto 54 Krokodil. Arme gestreckt, Beine gebeugt

12

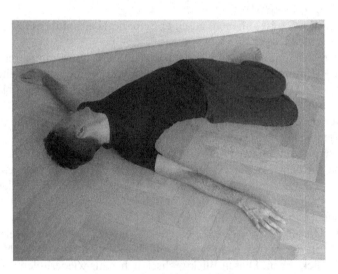

Foto 55 Krokodil. Knie rechts abgelegt. Kopf und Blick nach links

12.4 Übung 4: Bodyscan – Aufmerksam durch den Körper wandern

Im Yoga und wird diese Übung Yoga Nidra genannt. Mit dem Sanskritwort *nidra* wird ein Zustand bezeichnet, in dem die übende Person hoch konzentriert ist, wie im Wachzustand und gleichzeitig entspannt und offen ist, wie während eines erholsamen Schlafs. Das Gefühl, das sich beim Üben einstellen kann, ist sehr berührend und grenzt an ein Denken „ohne Worte". Um sich den Zustand besser vorstellen zu können, ist folgende Übersicht geeignet. Sie geht auf Vorstellungen aus der Zen-Meditation zurück.

Vergleich zwischen Schlaf, Wachsein und Meditation			
Zustand des Bewusstseins	**Mentale Qualitäten**		
	Offenheit	**Bewusstheit**	**Entspannung**
Schlaf	Ja, alles kann im Traum passieren	Nein, im Schlaf sind wir uns unseres Erlebens nicht bewusst	Ja und nein, je nachdem, was wir träumen
Wachsein	Ja und nein, je nach Art der Annäherung von außen und den inneren Möglichkeiten der Verarbeitung	Ja, wenn wir die Momente der geistigen Abwesenheit im Alltag als Ausnahmen ansehen	Ja und nein, abhängig von der Situationen und den Umgang mit Anforderungen und Ereignissen
Meditation	Ja, Meditation fördert eine nicht bewertende Offenheit für Gedanken und Gefühle	Ja, Meditation fördert Konzentration und Wahrnehmung – sehr anschaulich bei Rezitationen und Atemübungen	Ja, Meditieren führt zu tiefer Ruhe und Entspannung

Quelle: Kollak (2023) Komplementäre Therapien bei Depression. ▶ Kap. 4

Eine andere Bezeichnung der folgenden Übung stammt aus der medizinischen Diagnostik: Bodyscan. Das Gehirn der übenden Person übernimmt die Aufgabe des Scanners. Aber anders als dieser, können die im Fokus liegenden Körperabschnitte denkend und fühlend erfasst werden.

Die Systematik, die gewählt und danach eingehalten werden soll, wird der übenden Person mit der Zeit vertraut. Sie kann sich mit zunehmender Übungspraxis immer stärker auf die Wahrnehmung der unterschiedlichen Körperpartien und das damit verbundene Gefühl konzentrieren. Auch für die Person, die diese Übung ansagt, kann Yoga Nidra enorm intensiv sein, wenn sie gleichzeitig durchgeführt wird. Bei einer hohen Konzentration auf die Ansage werden Atmung und Stimme ruhig, der Kopf wird frei und der Körper entspannt.

Hinweis

Es ist sinnvoll, nach mehreren Übungsdurchläufen, bei einem immer wiederkehren-den Übungsablauf zu bleiben, um sich ganz auf die Wahrnehmung und das Gefühl beim Üben konzentrieren zu können. Mit Wahrnehmung ist gemeint, z. B. den klei-nen, linken Zeh oder den rechten Ringfinger tatsächlich zu spüren, wenn die Auf-merksamkeit auf diese Partien gerichtet wird. Es gibt viele Anleitungen zum Bo-dyscan im Internet. Sie setzen unterschiedliche Schwerpunkte und sind von unter-schiedlicher Länge.

Übungsablauf

— Auf eine Unterlage (Matte oder Decke) legen.

— Mit einer gleichmäßigen und vollständigen Einatmung durch die Nase die Wirbelsäule vom Steißbein bis zum Nacken strecken. Das Kinn in Richtung Brustbein neigen.

— Mit einer gleichmäßigen und vollständigen Einatmung durch die Nase die Füße zu den Seiten gleiten und die Schultern entspannt nach unten sinken las-sen. Die Arme in einiger Entfernung vom Körper seitlich ablegen, die Handin-nenflächen zeigen nach oben. Die Augen und das ganze Gesicht entspannen, Zunge vom Gaumen lösen. Augen schließen (Foto 56).

12

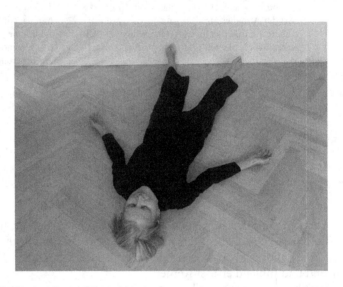

Foto 56 Bodyscan

— Zuerst einige Male gleichmäßig und vollständig durch die Nase ein- und aus-atmen.

— Mit der Aufmerksamkeit zum linken Fuß gehen: den linken, großen Zeh, den Zeh daneben, den mittleren Zeh, den Zeh daneben und den kleinen, linken Zeh wahrnehmen. Die linke Fußsohle wahrnehmen, das linke Fußgelenk, den linken Unterschenkel, das linke Knie, den linken Oberschenkel, das linke Hüftgelenk.

- Mit der Aufmerksamkeit zum rechten Fuß gehen: den rechten, großen Zeh, den Zeh daneben, den mittleren Zeh, den Zeh daneben und den kleinen, rechten Zeh wahrnehmen. Die rechte Fußsohle wahrnehmen, das rechte Fußgelenk, den rechten Unterschenkel, das rechte Knie, den rechten Oberschenkel, das rechte Hüftgelenk.
- Mit der Aufmerksamkeit zur linken Hand gehen: den linken Daumen, den Zeigefinger, den Mittelfinger, den Ringfinger und den linken, kleinen Finger wahrnehmen. Die linke Handinnenfläche wahrnehmen, das linke Handgelenk, den linken Unterarm, den linke Ellenbogen, den linken Oberarm, das linke Schultergelenk.
- Mit der Aufmerksamkeit zur rechten Hand gehen: den rechten Daumen, den Zeigefinger, den Mittelfinger, den Ringfinger und den rechten, kleinen Finger wahrnehmen. Die rechte Handinnenfläche wahrnehmen, das rechte Handgelenk, den rechten Unterarm, den rechten Ellenbogen, den rechten Oberarm, das rechte Schultergelenk.
- Mit der Aufmerksamkeit zum Hinterkopf gehen, dann die Stirn wahrnehmen, die linke Augenbraue, die rechte Augenbraue, das linke Auge, das rechte Auge, die Nasenspitze, die Oberlippe, die Unterlippe, die Kinnspitze.
- Mit der Aufmerksamkeit zur Bauchdecke gehen. Das Heben und Senken der Bauchdecke wahrnehmen.
- Eine Weile lang gleichmäßige und vollständige Atemzüge machen und mit der Aufmerksamkeit bei der Bauchdecke bleiben.
- Um die Übung langsam zu beenden, zuerst kleine Bewegungen mit den Händen und Füßen machen. Dann die Arme und Beine mit einbeziehen, und den ganzen Körper von den Fingerspitzen bis in die Zehenspitzen hinein strecken.
- Zuletzt die Augen öffnen und langsam über die Seite aufsetzen.

- **Variation**

Die Übung ist so wirksam, dass sie in gekürzter Fassung auch Eingang in die tägliche Praxis zwischendurch finden kann. Um ganz bewusst den Kopf und die Augen wahrzunehmen, die Übung auf diesen Bereich ausrichten und immer detaillierter werden lassen.

- In eine bequeme und aufrechte Sitzhaltung kommen. Die Wirbelsäule vom Steißbein bis zum Nacken strecken, Schultern entspannt nach unten sinken lassen und die Arme und Hände auf den Oberschenkeln ablegen. Die Augen und das ganze Gesicht entspannen, Zunge vom Gaumen lösen. Augen schließen.
- Mit der Aufmerksamkeit zum Kopf gehen. Den Hinterkopf wahrnehmen, dann die Stirn, die linke Augenbraue, die rechte Augenbraue, das linke Auge, das rechte Auge, die Nasenspitze, die Oberlippe, die Unterlippe, die Kinnspitze.
- Mehrmals die einzelnen Kopfpartien ansteuern und wahrnehmen.
- Zuletzt in der Ausgangshaltung die Wirkung der Übung wahrnehmen. Die Augen geschlossen halten, wenn es angenehm ist.

12.5 Übung 5: Kaya Kriya – Körperkoordination mit Augenbewegung

Die Kaya Kriya Übung stammt aus dem Yoga. Ihr Name leitet sich aus dem Sanskrit ab (*kaya* für Körper und *kriya* für Reinigung). Bei der Übung führt die Atmung die Bewegung der Füße, Arme und des Kopfs an. Die ungewohnten Rotationsbewegungen erfordern eine hohe Aufmerksamkeit und ermöglichen eine körperliche Entspannung bei gleichzeitig hoher Konzentration. Die Körperbewegungen sind einfach, aber ungewohnt. Auf diese Weise werden die Gedanken auf die Bewegungskoordination gelenkt, andere Gedanken werden ausgeblendet. Der Blick folgt der Kopfbewegung.

- **Hinweis**

Der Kopf kann auf einem Kissen abgelegt werden, wenn ein erhöhter Augeninnendruck oder ein erhöhter Blutdruck vorliegen. Nach der Übung langsam aufrichten, weil der Blutdruck sich stark gesenkt haben kann.

- **Übungsablauf**
- Auf eine Unterlage (Matte oder Decke) legen.
- Mit einer gleichmäßigen und vollständigen Einatmung durch die Nase die Wirbelsäule vom Steißbein bis zum Nacken strecken. Das Kinn in Richtung Brustbein neigen.
- Mit einer gleichmäßigen und vollständigen Einatmung durch die Nase die Schultern entspannt nach unten sinken lassen und die Arme und Hände ablegen. Die Augen und das ganze Gesicht entspannen, Zunge vom Gaumen lösen. Augen schließen.
- Zuerst einige Male gleichmäßig und vollständig durch die Nase ein- und ausatmen.
- Dann die Füße so weit voneinander entfernt ablegen, dass sich die großen Zehen bei einer Innenrotation der Füße berühren. Die Arme dicht am Körper ablegen mit den Handinnenflächen zur Matte.
- Mit einer gleichmäßigen und vollständigen Einatmung durch die Nase die Beine nach innen rotieren, bis sich die großen Zehen berühren, die Arme maximal weit nach außen rotieren und den Kopf nach rechts drehen. Die geschlossenen Augen sehen nach rechts (Foto 57).
- Mit einer gleichmäßigen und vollständigen Ausatmung durch die Nase die Beine nach außen, die Arme nach innen nah an den Köper heran und den Kopf nach links drehen. Die geschlossenen Augen sehen nach links (Foto 58).
- Bei gleichmäßiger und vollständiger Atmung durch die Nase die Übung mehrmals wiederholen.
- Zuletzt in der Ausgangshaltung die Wirkungen der Übung wahrnehmen (evtl. die Beine beugen und die Knie gegeneinander lehnen).
- Zum Aufrichten die Augen öffnen, die Arme und Beine strecken und langsam über die Seite aufstehen.

12

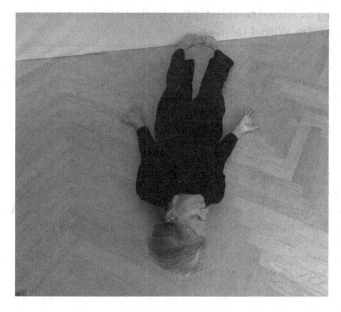

Foto 58 Kaya Kriya. Füße nach außen, Arme nach innen, Kopf und Blick nach links

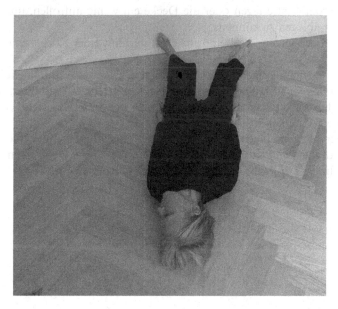

Foto 57 Kaya Kriya. Füße nach innen, Arme nach außen, Kopf und Blick nach rechts

12.6 Übung 6: Autotransfusion – In Rückenlage Beine und Füße gegen die Wand lehnen

Alle Übungen dieses Buchs zeigen, wie Bewegungen und Haltungen von der Atmung geleitet und getragen werden. Die Atmung erleichtert Bewegungen, beeinflusst die Spannung der Muskeln und Blutgefäße und reguliert den Sauerstoffgehalt im Blut. Die folgende Übung zeigt, wie die Durchblutung ohne eine Veränderung der Atmung durch die Hochlagerung der Beine beeinflusst werden kann.

- **Hinweis**

Nach der Übung ist es wichtig, sich langsam wieder aufzurichten. Bei einem schnellen Aufspringen kann evtl. der Kreislauf nicht ebenso schnell wieder in Gang kommen, und es kommt zu einem Schwindelgefühl. Um ein Augenkissen oder Kompresse während der Übung nutzen zu können, diese Dinge vorher leicht greifbar ablegen. Falls Blut- und/oder Augeninnendruck erhöht sind, mit den behandelnden Kolleginnen und Kollegen absprechen und ggf. den Kopf auf einem Kissen über dem Herzniveau ablegen.

- **Übungsablauf**
- Eine Matte oder Decke im rechten Winkel zur Wand ablegen. Ein Kissen an das Ende der Matte legen oder die Decke ein wenig aufrollen, um den Kopf ggf. höher ablegen zu können.
- Auf die Matte setzen, die Beine anziehen und mit einer Körperseite möglichst nah an der Wand sitzen (Foto 59).
- Mit einer gleichmäßigen und vollständigen Einatmung durch die Nase die Wirbelsäule vom Steißbein bis zum Nacken strecken, Schultern entspannt nach unten sinken lassen. Die Augen und das ganze Gesicht entspannen, Zunge vom Gaumen lösen.
- Mit einer gleichmäßigen und vollständigen Ausatmung durch die Nase den Körper drehen und auf die Matte oder Decke legen. Die Fersen gegen die Wand lehnen. Die Arme bequem neben dem Körper ablegen (Foto 60).

12

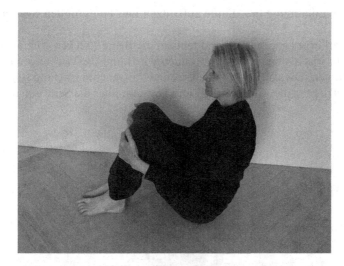

Foto 59 Autotransfusion. Neben die Wand setzen

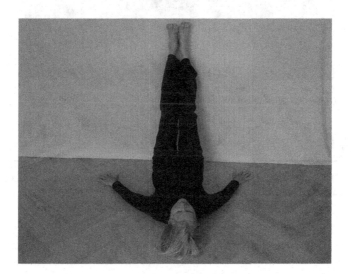

Foto 60 Autotransfusion. Beine gegen die Wand lehnen. Augen schließen

- Mit einer gleichmäßigen und vollständigen Einatmung durch die Nase den ganzen Rücken noch einmal strecken. Kinn neigt sich ein wenig in Richtung Brust.
- Mit einer gleichmäßigen und vollständigen Ausatmung durch die Nase den Körper weiter entspannen.
- So lange in der Position bleiben, wie es angenehm ist oder wie die Zeit reicht. Die Augen schließen, wenn es angenehm ist.
- Mit einer Ausatmung die Knie anziehen und auf die Seite rollen.

- Mit einer Einatmung die Hände aufstützen und langsam den Körper aufrichten.
- Den Oberkörper gegen die Wand lehnen, die Beine strecken oder aufstellen (je nachdem, was als bequemer empfunden wird) und die Wirkungen der Übung wahrnehmen. Die Augen schließen, wenn es angenehm ist (Foto 61).
- Zum Aufrichten die Augen öffnen und langsam über die Seite aufstehen.

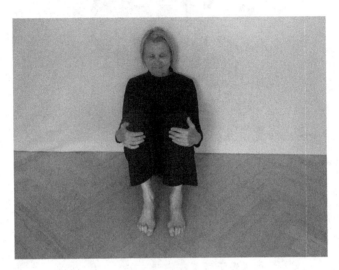

Foto 61 Autotransfusion. Innehalten vor dem Aufstehen

12   Literatur

Kollak I (2023) Komplementäre Therapien bei Depression. Fallgeschichten und Möglichkeiten der Selbstsorge. Bern (Hogrefe).

Serviceteil

Gesamtverzeichnis der zitierten Literatur – 122

Stichwortverzeichnis – 124

Gesamtverzeichnis der zitierten Literatur

Auffret É, Gomart G, Bourcier T, Gaucher D, Speeg-Schatz C, Sauer A (2021) Perturbations oculaires secondaires à l'utilisation de supports numériques. Symptômes, prévalence, physiopathologie et prise en charge [Digital eye strain. Symptoms, prevalence, pathophysiology, and management]. J Fr Ophtalmol 2021 Dec;44(10):1605–1610. French. ▶ https://doi.org/10.1016/j.jfo.2020.10.002. Epub 2021 Oct 15. PMID: 34657757

Berg IK (2006) Keynote Address: The Heart and Soul of Solutions Building. 1st Asia Pacific Solution Focused Approach Conference. (Letzter Zugriff August2023) ▶ https://www.youtube.com/watch?v=vKKIbrw_0as

Bhattacharya S, Heidler P, Saleem SM, Marzo RR (2022) Let There Be Light-Digital Eye Strain (DES) in children as a shadow pandemic in the era of COVID-19: A mini review. Front Public Health Aug 11;10:945082. ▶ https://doi.org/10.3389/fpubh.2022.945082. PMID: 36033797; PMCID: PMC9403324. Der vollständige Artikel steht kostenlos zur Verfügung unter dem Link: ▶ https://www.ncbi.nlm.nih.gov/pmc/articles/PMC9403324/

Bölts J (2008) Qigong – Gesundheitstraining nach der Traditionellen Chinesischen Medizin (TCM). In: Kollak I (Hrsg) Burnout und Stress. Anerkannte Verfahren zur Selbstpflege in Gesundheitsfachberufen. Berlin, Heidelberg (Springer), S 73

Coles-Brennan C, Sulley A, Young G (2019) Management of digital eye strain. Clin Exp Optom 102(1):18–29. ▶ https://doi.org/10.1111/cxo.12798. Epub 2018 May 23 PMID: 29797453

Deutsche gesetzliche Unfallversicherung, Spitzenverband (2022, Hrsg) Tageslicht am Arbeitsplatz und Sichtverbindung nach außen. Berlin. (Letzter Zugriff August 2023). ▶ https://publikationen.dguv.de/widgets/pdf/download/article/799

Gupta SK, Aparna S (2020) Effect of yoga ocular exercises on eye fatigue. Int J Yoga 2020 Jan–Apr;13(1):76–79. ▶ https://doi.org/10.4103/ijoy.IJOY_26_19. PMID: 32030026; PMCID: PMC6937872

Helmer G (2008) Progressive Muskelrelaxation nach Edmund Jacobson. In: Kollak I (Hrsg) Burnout und Stress. Anerkannte Verfahren zur Selbstpflege in Gesundheitsfachberufen. Berlin, Heidelberg (Springer), S 101

Johnson S, Rosenfield M (2023Jan 1) 20–20–20 Rule: Are These Numbers Justified? Optom Vis Sci 100(1):52–56. ▶ https://doi.org/10.1097/OPX.0000000000001971. Epub 2022 Dec 6 PMID: 36473088

Khalsa SS, Adolphs R, Cameron OG, Critchley HD, Davenport PW, Feinstein JS, Feusner JD, Garfinkel SN, Lane RD, Mehling WE, Meuret AE, Nemeroff CB, Oppenheimer S, Petzschner FH, Pollatos O, Rhudy JL, Schramm LP, Simmons WK, Stein MB, Stephan KE, Van den Bergh O, Van Diest I, von Leupoldt A, Paulus MP; Interoception Summit 2016 participants (2018) Interoception and mental health: A roadmap. Biol Psychiatry Cogn Neurosci Neuroimaging Jun;3(6):501–513. ▶ https://doi.org/10.1016/j.bpsc.2017.12.004. Epub 2017 Dec 28. PMID: 29884281; PMCID: PMC6054486. ▶ https://www.ncbi.nlm.nih.gov/pmc/articles/PMC6054486/

Kim SD (2016) Effects of yogic eye exercises on eye fatigue in undergraduate nursing students. J Phys Ther Sci Jun; 28(6):1813–1815. ▶ https://doi.org/10.1589/jpts.28.1813. Epub 2016 Jun 28. PMID: 27390422; PMCID: PMC4932063

Kollak I

Kollak I (2023) Komplementäre Therapien bei Depression. Fallgeschichten und Möglichkeiten der Selbstsorge. Bern (Hogrefe), S 122 und Kap. 4

Kollak I (2021) Yoga bei Brustkrebs. Spezielle Übungen für Gesundheit und Rehabilitation. Berlin, Heidelberg (Springer). Kap 2:17–29

Kollak I (2019) Yoga in Vorsorge und Therapie. Fachbuch mit Übungen für Atmung, Bewegung und Konzentration. Bern (Hogrefe). Kap 1:13–19

Kollak I (2014) Time-out. Übungen zur Selbstsorge und Entspannung für Gesundheitsberufe. Berlin, Heidelberg (Springer), Kap. 1.1, Kap. 2, S 69–73 und S 84

Kollak I (2011) Schreib's auf! Besser dokumentieren in Gesundheitsberufen. Berlin, Heildelberg (Springer), S 24 und Kap. 7.2

Kollak I (2008, Hrsg) Burnout und Stress. Anerkannte Verfahren zur Selbstpflege in Gesundheitsfachberufen. Berlin, Heidelberg (Springer)

Kollak I, Utz-Billing I (2011) Yoga and breast cancer. A journey to health and healing. New York (Demos), S 126

Lund PC (2021) Grief as Disorder. On the transformation of grief from existential emotion to pathological entity. Aalborg University Press. ▶ https://prod-aaudxp-cms-001-app.azurewebsites. net/media/jnsksbu2/grief_as_disorder.pdf

Michaux G (2022) Körper in Trance. Dynamische Relaxation, Aktive Tonusregulation und Psychomotorisches Autogenes Training. Heidelberg (Carl Auer), S 17, S 35 und S 29

Mitzinger D (2009) Yoga in Prävention und Therapie. Köln (Deutscher-Ärzte-Verlag), S 31–33

Raja GP, Bhat NS, Fernández-de-Las-Peñas C, Gangavelli R, Davis F, Shankar R, Prabhu A (2021) Effectiveness of deep cervical fascial manipulation and yoga postures on pain, function, and oculomotor control in patients with mechanical neck pain: study protocol of a pragmatic, parallel-group, randomized, controlled trial. Trials Aug 28;22(1):574. ▶ https://doi.org/10.1186/s13063-021-05533-w. PMID: 34454582; PMCID: PMC8399821. ▶ https://www.ncbi.nlm.nih.gov/pmc/articles/ PMC8399821/

Schoefer-Happ LU (2001) Besser hören und sehen mit Qigong. München (Ehrenwirth), S 44

Schöning A, Moegling K (2008) Tai Chi – eine bewegungsorientierte Entspannungsmethode. In: Kollak I (Hrsg) Burnout und Stress. Anerkannte Verfahren zur Selbstpflege in Gesundheitsfachberufen. Berlin, Heidelberg (Springer), S 53

Schulte-Steinicke B (2008) Autogenes Training zur Selbstpflege. In: Kollak I (Hrsg) Burnout und Stress. Anerkannte Verfahren zur Selbstpflege in Gesundheitsfachberufen. Berlin, Heidelberg (Springer), S 133

Singh S, McGuinness MB, Anderson AJ, Downie LE (2022Oct) Interventions for the management of computer vision syndrome: A systematic review and meta-analysis. Ophthalmology 129(10):1192–1215. ▶ https://doi.org/10.1016/j.ophtha.2022.05.009. Epub 2022 May 18 PMID: 35597519

Talens-Estarelles C, Cerviño A, García-Lázaro S, Fogelton A, Sheppard A, Wolffsohn JS (2023) The effects of breaks on digital eye strain, dry eye and binocular vision: Testing the 20-20-20 rule. Cont Lens Anterior Eye. 2023 Apr; 46(2):101744. ▶ https://doi.org/10.1016/j.clae.2022.101744. Epub 2022 Aug 11. PMID: 35963776. Der vollständige Artikel steht kostenlos zur Verfügung unter dem Link: ▶ https://www.contactlensjournal.com/article/S1367-0484(22)00199-0/fulltext

Tillmann BN (2016, 3. Auflage) Atlas der Anatomie des Menschen mit Muskeltabellen. Berlin, Heidelberg (Springer). ISBN 978-3-662-49287-1

Verein für GESUNDES SEHEN e.V. (Letzter Zugriff im März 2024). ▶ https://www.verein-gesundes-sehen.de/verein/

World Health Organization (WHO) World Report of Vision (2019). ▶ https://www.who.int/ publications/i/item/9789241516570

Stichwortverzeichnis

A

Aktivitäten 27
- gesundheitsförderliche 27
Alle 20 Minuten 20 Sekunden pausieren und in die Ferne sehen 62
Aspekte 28
- soziale 28
Atemübungen 21
Aufmerksam durch den Körper wandern 113
Augengesundheit 2
Augengesundheit von Kindern 9
Augen kreisen 95
Augen palmieren und blinzeln 63
Augen-Schulter-Arm-Aktivierung 50
Augenspannung 16
Augenübungen 20, 26
- ganzheitliche 26
Autogenes Training 20
Autotransfusion 118, 119

B

Balance in Bewegung mit Fokus auf einen Punkt 106
Baum 108
Beschleunigte Atmung zur Sauerstoffanreicherung im Blut 101
Bewegung des Daumens mit Augen verfolgen 70
Bewegungsübungen 21
Bewegungs- und Blickkoordination mit Schulung der Balance 75
Blickwechsel 61
Bodyscan 113

C

computer vision syndrome 8

D

Die 20-20-Regel 62
Die Arme schwingen und hinterhersehen 68
Die Aufmerksamkeit auf Atmung und Augen richten 100
Die Augenpartie anspannen und entspannen 97
Die Wirbelsäule auf- und abrollen mit Fokuswechsel 98

digital eye strain 8
Drehen und sehen 73
Dreieck 80

E

Ebenen von Gewohnheiten 38
eingeschränkte Sehfähigkeit während der Chemotherapie 10
Elefant 68
Entlang der Gesichtsränder sehen 58
Entspannung in rotierter Seitenlage mit Blickwechsel 110
Erreichbare Ziele formulieren 41

F

Fernglas 72
Fern und nah sehen 61

H

Hilfsmittel 47
Hin und her schauen 92
Hoch und runter schauen 93

I

Imagination 100
Im Atemrhythmus die Augen rollen 95
Im Atemrhythmus nach links und rechts sehen 92
Im Atemrhythmus nach oben und unten sehen 93
In die Ferne sehen 72
In Rückenlage Beine und Füße gegen die Wand lehnen 118
In Schrittstellung fern und nah sehen 85
In Seitbeuge fern und nah sehen 80
Interozeption 14

K

Kämpferin 88
Kapalabhati 101
Kaya Kriya 116
Kleine Geste 50

Knie beugen, Arme strecken und fern und nah sehen 88
Konzentrations-/Meditationsübungen 22
Konzentrieren, Balance finden und Augen schließen 108
Kopf beugen 56
Kopf drehen und über die Schulter sehen 54
Kopf nach hinten neigen und in die Ferne sehen 57
Kopf rotieren 54
Kopf zur Seite beugen und in Gegenrichtung sehen 56
Kopf zurückneigen 57
Körperkoordination mit Augenbewegung 116
Körperspannung 16
Körper strecken, fern und nah sehen 52
Krokodil 110
Kurze Entspannung 63

L

Liegende Acht 58
lösungsorientiertes Augentraining 40
Lösungsorientierung 40

M

Merkmale einer guten Übungspraxis 22
Merkmale guter Übungen 44

O

Oberkörper, Kopf und Arme nach vorn beugen 65
Oberkörperrotation 73

P

Palme 106
Progressive Muskelrelaxation 20

Q

Qigong 20

R

Regenerieren können 5
Rotation aus dem Sitz 79
Rotation mit Vorbeuge 75
Rumpf zur Seite neigen und Blickrichtung ändern 83

S

schädigende Wirkung der Bildschirmarbeit 8
Schildkröte 65
Sehen 3
– alles 3
– klares 3
– schmerzfreies 4
Sehübungen 27
Seitbeuge 83
Seitenblick 70
Selbsttest 16
SMART-Formel 41
Sternengucker 85
Symptome der Augenbelastung 8

T

Thai Chi 20
Tigeratmung 98

U

Üben 22
– regelmäßiges 46
Übungsjournal 46
Übungsorte 48
Übungsprogramm 45
– individuelles 45
Übungszeiten 48
Untersuchungen von Augenübungen 32
Ursachen für Augenprobleme 8

V

Vergleich zwischen Schlaf, Wachsein und Meditation 113
Vorbeuge 76

- mit Kontakt der Finger oder Handflächen zum Boden 76
- mit Unterarmen auf Oberschenkeln abgelegt 77

Vorbeuge mit Kontakt der Finger oder Handflächen zum Boden 76

W

Wahrnehmungsebene 14
Wirkungen 12
- direkte und indirekte 12

Y

Yoga 20

Z

Zurücklehnen 52
Zwinkern 97

Printed in the United States
by Baker & Taylor Publisher Services

Printed in the United States
by Baker & Taylor Publisher Services